跟师李可抄方记

◎危重症篇

张　涵　记录

中国医药科技出版社

图书在版编目（CIP）数据

跟师李可抄方记. 危重症篇/张涵记录. —北京：中国医药科技出版社，2014. 2（2024.11重印）

ISBN 978－7－5067－6366－0

Ⅰ. ①跟…　Ⅱ. ①张…　Ⅲ. ①险症－验方　Ⅳ. ①R289. 5

中国版本图书馆 CIP 数据核字（2013）第 205481 号

美术编辑　陈君杞

版式设计　郭小平

出版　中国医药科技出版社

地址　北京市海淀区文慧园北路甲 22 号

邮编　100082

电话　发行：010－62227427　邮购：010－62236938

网址　www. cmstp. com

规格　710×1020mm $^{1}/_{16}$

印张　8 $^{3}/_{4}$

字数　107 千字

版次　2014 年 2 月第 1 版

印次　2024 年 11 月第 14 次印刷

印刷　大厂回族自治县彩虹印刷有限公司

经销　全国各地新华书店

书号　ISBN 978－7－5067－6366－0

定价　26. 00 元

写在前面

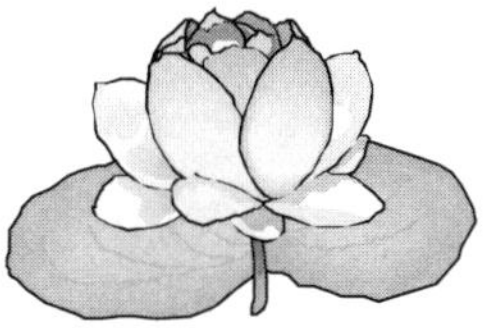

从2010年5月出版了第一本《跟师李可抄方记 肿瘤篇》之后，就不断的接到热心读者的电话、邮件、信函，对此书颇多赞美，借这本书出版之际，首先向一直支持和关注中国医药科技出版社的读者们表示敬意！其次，就广大读者提出的问题，我们做了个梳理，对读者提出最多的问题，也在此做几点解释和说明。

1. 书中所载方剂均为李可老先生所拟，但都是建立在悉心辨证和丰富的临证经验基础之上，请广大读者不要生搬硬套，尤其是不要抱着“死马当作活马医”的心态，盲目照搬使用书中所载之方剂。

2. 书中所载方剂中有一些中药名称是李可老先生的习惯性写法，如：肾四味，分别是指枸杞子、酒菟丝子、盐补骨脂、仙灵脾这四味中药。

3. 止痉散，李可老先生在方剂中常写为“止痉散3－3”，前一位数字指的是全蝎，用量为“克”，后一位数字则指的是蜈蚣，其用量是“条”，常打粉口服。请读者注意，不要搞混。

4. 方中所写的“三石”，是龙骨、牡蛎、磁石的合称，也是李可老先生的习惯写法。

5. 方中所写的“二杠”，指的是鹿茸，常用来补益气血、温肾壮阳。

6. 方中所写的“两头尖”，在历代本草书中多有提及，但所指较为混乱，李可老先生方中的“两头尖”指的是竹节香附，多产于东三省。

最后，感谢大家购买我社的图书，对于我们有什么建议和意见，欢迎大家交流讨论（dongxiaoxu@ vip. sina. com）。

董旭

2013年8月

目　录

祭师文

时维癸巳年正月十八日，弟子张涵叩拜致祭于大恩先师讳李可老大人灵前：

大恩先师讳李可老大人于壬辰年腊月二十七日未时（公元 2013 年 2 月 7 日）寿终正寝，享年八十有四。闻者莫不悲痛！

弟子有幸受业于先师门下八年矣，昔居灵石侍诊数载，恩师为我发蒙解惑，讲道授业，示事携手，耳提面命，真知灼见，深印我心；馈赠资粮，嘘寒问暖，记忆犹新，如同昨日；而今大德先师示现寂灭，音容笑貌，不复得觐，若逢疑难，夫复何问？不由悲从心生，涙洒胸襟！

大恩先师，您：

十五岁从戎军旅兮，精忠以报国，

逢国运之艰难兮，遭无端之诬陷，

廿三岁身陷囹圄兮，感高行之维艰，

蒙冤二十八载兮，叹苏武之于塞边，

唯赤胆与忠心兮，受磨砺而愈坚；

祸亦福之所伏兮，弃戎马而慕轩辕，

阅《灵素》之坟典兮，观《伤寒》之有验，

证折肱之明道兮，悟医理之博渊，

得慈悲之真义兮，视病家如亲眷，

翻高山之险路兮，涉雪夜而视探；

无贵贱之分别兮，演平等之真诠，

展喜悦之笑颜兮，闻患者之病痊，

每义诊于黔首兮，常施药于褐荐；

修菩萨之六度兮，行四摄之方便，

一心赴救于危难兮，无得失之杂染，

善巧出于慧思兮，空明由心无私念，
临症明辨纤毫兮，详察诸症之因缘，
望为上而审闻兮，详问之而不厌，
切六脉之三指兮，契精微而定案，
无病名之执著兮，执万病之牛耳，
施八法于至和兮，遣妙药与灵丹，
敢于鬼手夺命兮，行霹雳之手段；
候时而来兮，顺阴阳之数，
应节为变兮，审藏用之机，
临危症之气度兮，前堪比仲景，
诫后学之灼见兮，杏林之典范，
德被于四海矣，泽已及陲荒。
功在于千秋兮，利施于万方；
本应颐养天年兮，见病家而不忍，
诊务繁忙兮，无暇自养，
案牍劳形兮，日日驰神，
蜡炬成灰矣，为中医燃烬。
痛哉今逝矣，再难见师尊！
英灵之在天兮，莫再役此身！
祈乘愿再来兮，启救苦之慈航！

呜呼哀哉！伏惟尚飨！

为中医忘我　为病人舍己

我在灵石随恩师侍诊三年余，录出恩师生活中些少片断，以管窥恩师大医之精神，菩萨之心肠，仁者之大爱。

恩师每天上午 8 点多开始应诊，因病人多来自外地，师父慈悲病人跋涉求医不易，多是诊完才下班，往往迟至下午一两点，甚至下午三四点。

因胸怀中医事业，四处奔波讲学，为中医呼吁；加之多年诊务繁忙，案牍劳形，渐渐积劳成疾，2006 年腊月轻度中风，2007 年再次轻度中风，服药调理；未及痊瘉，不忍见病家之苦，一直带病应诊。

恩师于 2007 年 6 月初，中风。

“广州事毕去深圳，讲座后接待病人，劳倦过甚，中风，眩晕，嘴向右歪，流涎不止，右侧木僵。万书护送登机后，阵阵脊冷，项强；入睡约一小时，至太原，送走万书。”

中风：

生芪 500g　麻黄 15g　制附片 100g（日加 10g）　桂枝 45g　桃杏仁（各）15g　高丽参 30g（另）　僵蚕 10g　地龙 30g　炙草 120g　辽细辛 45g（后 5 分下）　赤芍 45g　油桂 10g（后 5 分下）　生半夏 45g　白芥子 10g（炒研）　黑木耳 30g　生姜 45g　大枣 12 枚　葱白 4 寸　止痉散（冲）4.5－3　水 3000ml，煮取 300ml，入参汁，3 次分服。5 剂。

“服此方 25 剂，附子加至 200g，呕吐，拉极臭大便，日五六次，瞑眩 3 次，每次不到 10 秒；嘴正，木僵退，少量流涎。”

师父于 2007 年 5 月下旬去了广州、深圳，6 月初回到灵石，中风服药。服药期间竟置自己于不顾，服药瞑眩反应过后，仍然为找上门的病人诊治。其中 6 月 5 日诊 3 位，6 月 7 日诊 5 位，9 日诊 3 位，10 日诊 1 位，一直未辍诊务，言这些病人很不容易，推出去不忍。

因此师父身体一直得不到恢复。

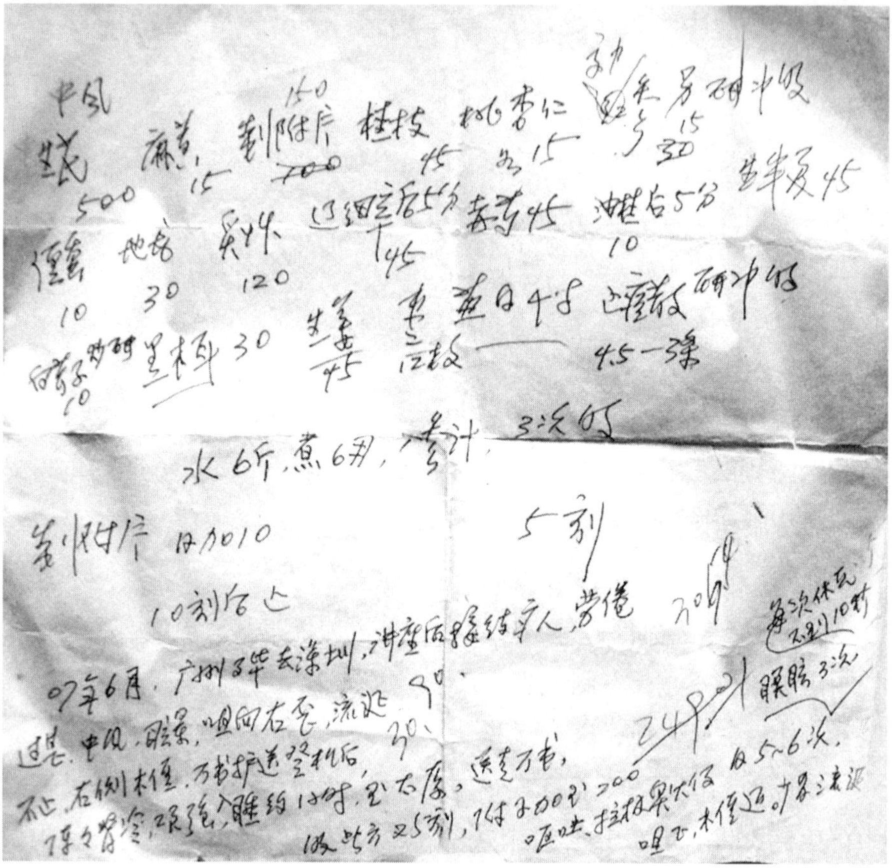

2007 年 10 月 29 日，又服孙真人续命煮散。

2008 年 1 月 3 日，又服汤剂至立春。

但是这期间也未间断应诊。有时一天接几十个电话，回复数封信件。

这是1月3日夜回复的信件，由我寄出。

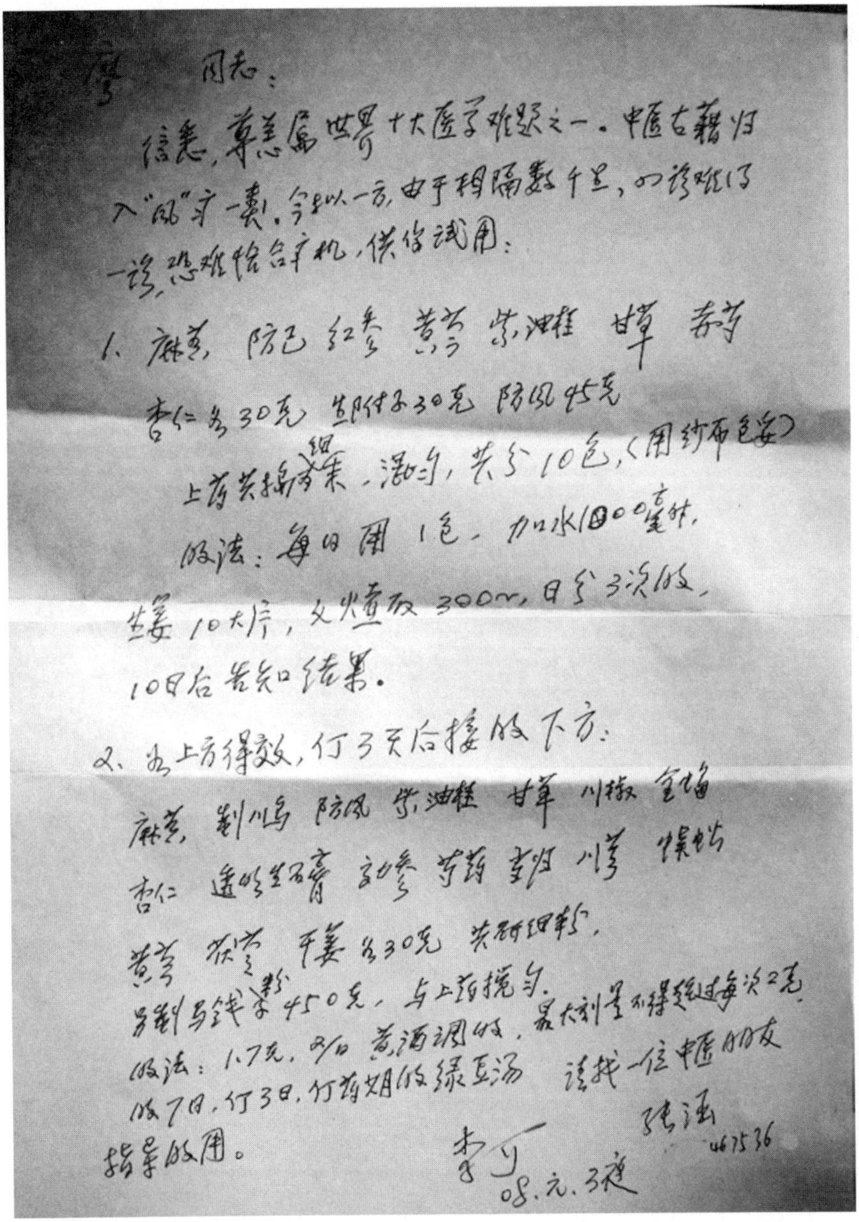
□同志：

信悉，草总属世界十大医学难题之一。中医古籍归入"风"字一类。今拟一方，由于相隔数千里，以诊难以一诊，恐难恰合病机，供你试用：

1、麻黄 防己 红参 黄芩 紫油桂 甘草 赤芍

杏仁 各30克 黑附子30克 防风45克

上药共捣细末，混匀，共分10包，（用纱布包好）

服法：每日用1包，加水1000毫升，

生姜10大片，文火煮取300ml，日分3次服。

10日后告知结果。

2、如上方得效，停3天后接服下方：

麻黄 制川乌 防风 紫油桂 甘草 川椒 全蝎

杏仁 透明生石膏 红参 当归 白芍 川芎 蜈蚣

黄芩 茯苓 干姜 各30克 共研细粉，

另制马钱子粉450克，与上药搅匀。

服法：1.7克，2/日 黄酒调服，最大剂量不得超过每次2克

服7日，停3日，停药期服绿豆汤 请找一位中医朋友

指导服用。

李可 08.元.3夜

张涵 467536

2008年1月7日回复之信件，让我去寄。

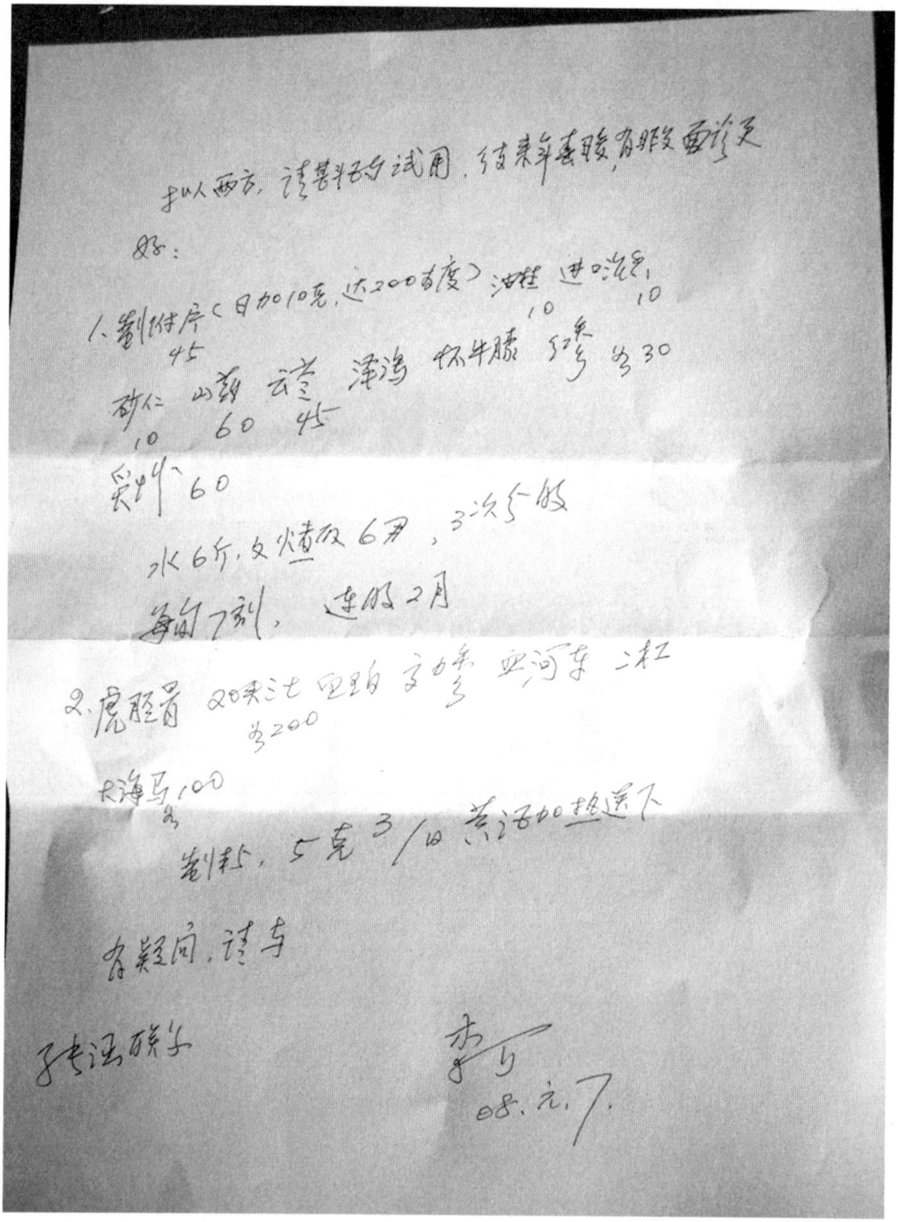

拟以下方，请慕[illegible]试用，待来年春暖，有暇面诊之

好：

1、制附片45（日加10克，达200为度） 油桂10 进口沉香10

砂仁10 山药60 云苓45 泽泻 怀牛膝 红参 各30

炙草60

水6斤，文火煮取6两，3次分服

每旬7剂，连服2月

2、虎胫骨 血竭 三七 血珀 [illegible] 紫河车 二杠 各200

大海马100克

制粉，5克3/日 煮汤加热送下

有疑问，请来信

[illegible]

李可
08.元.7.

2008 年 1 月 7 日信：

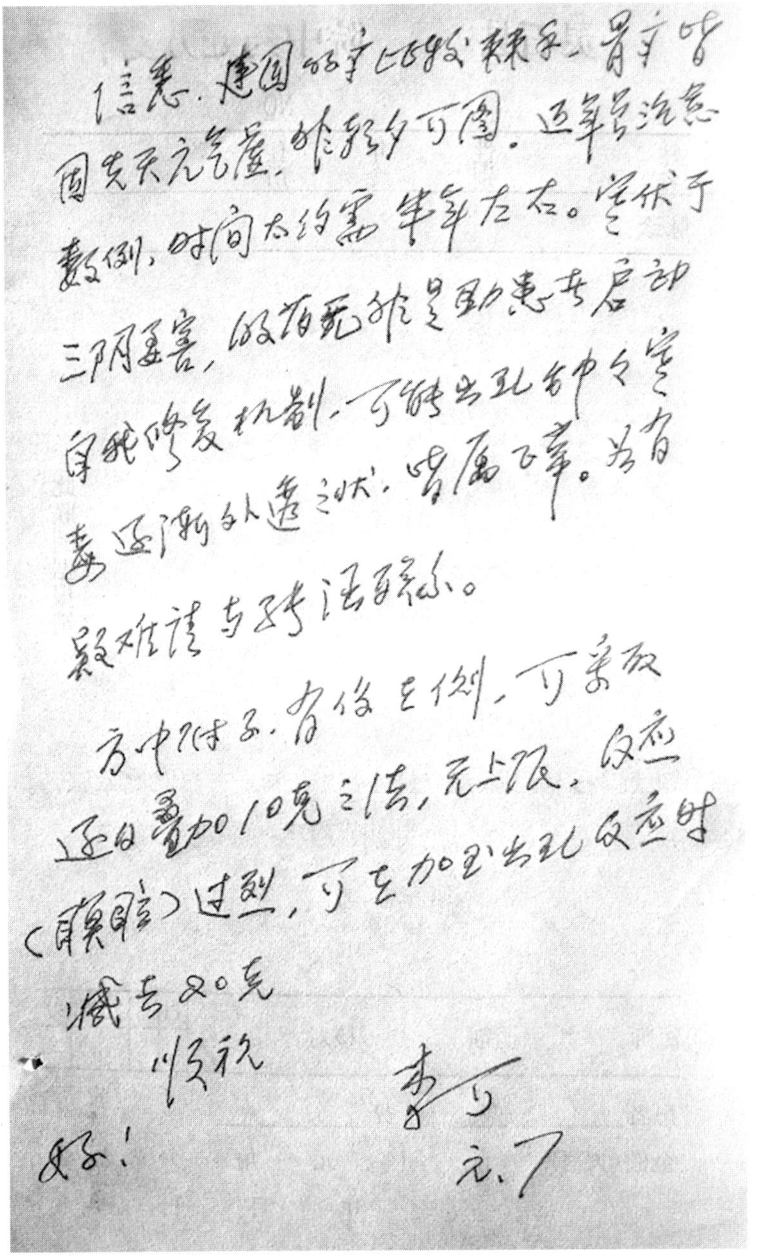

信惠、建国的病比较棘手、胃贲门

因先天元气虚，终难以可图。近年曾治愈

数例，时间大约需半年左右。曾伏于

三阴要害，故首要能是助患者启动

自我修复机制，可能出现各种令人

毒邪渐从人遁之状，皆属正常。若有

疑难请与我通话联系。

方中附子，有俗生例，可采取

逐日叠加10克之法，无上限，反应

（瞑眩）过烈，可在加到出现反应时

减去20克

顺祝

好！

李可

元、7

所有信件不一一录出。

以下是解答我们众弟子日常的一些疑难问题，指导我们的学习工作。

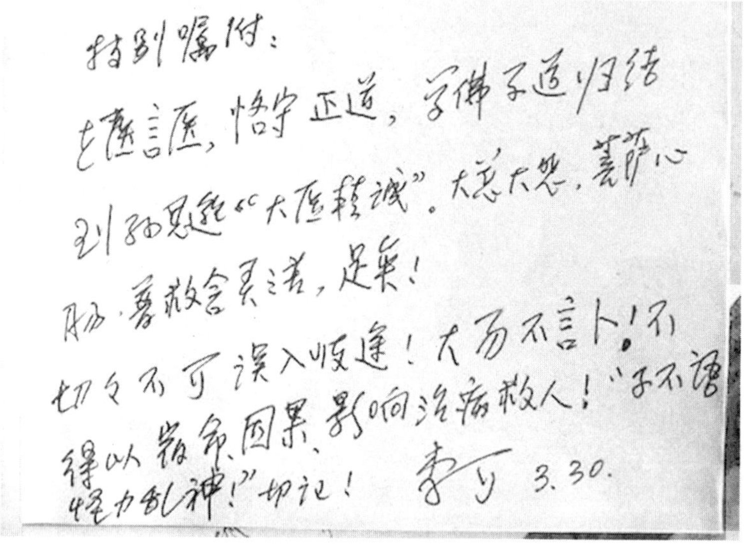
特别嘱咐：
在医言医，恪守正道，学佛学道归结到孙思邈“大医精诚”。大慈大悲，菩萨心肠，普救含灵之苦，足矣！
切切不可误入歧途！大易不言卜！不得以宿命因果、影响治病救人！“子不语怪力乱神！”切记！ 李可 3.30.

“在医言医，恪守正道，学佛学道归结到孙思邈《大医精诚》。大慈大悲，菩萨心肠，普救含灵之苦，足矣！”

“切切不可误入歧途！大易不言卜！不得以宿命、因果，影响治病救人！‘子不语怪力乱神！’切记！”

2008 年 4 月 29 日，因劳累过度再次中风，右半身麻木，不能起床。

先服续命煮散，又服汤剂；当日能起床，右臂麻木。

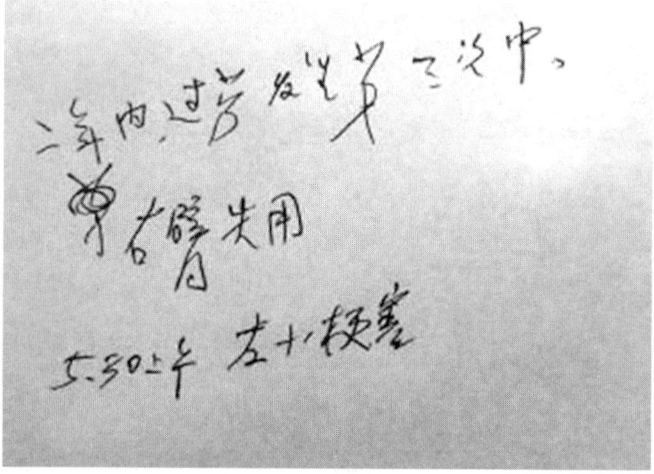

“二年内，过劳发生第三次中风，右臂失用。5 月 30 日上午。脑梗死。”

服药数日渐渐恢复，仍不能写字。

仍有许多病人求医，师母不得不挡驾；但仍有个别病人找到家里，恩师不得已，给病人口述处方，让人代笔。

记得有一位病人说起，山东有一位老中医，躺在病床上还在给人看病，师父听到后，肃然起敬，不住口赞叹这位老先生。恩师何尝不是如此，写到此处，不禁泪湿纸笔。

恩师在家休息的一个多月中，我也经常能见到师父的处方，不由得想要责备患者，但转念惭愧不已。

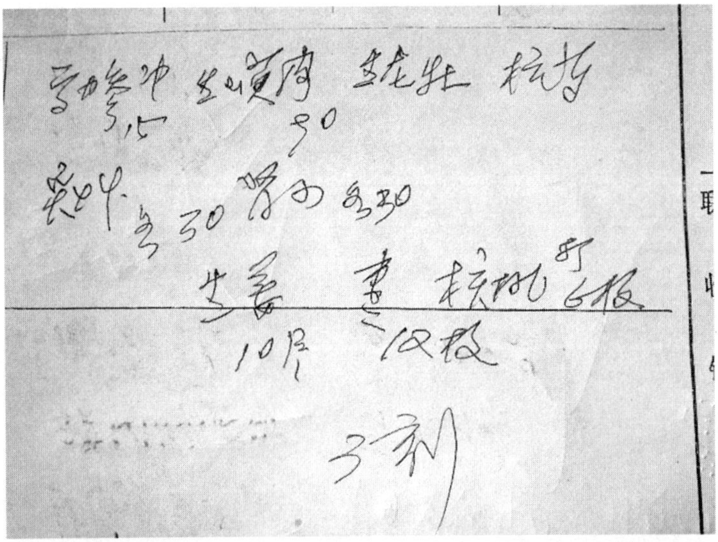

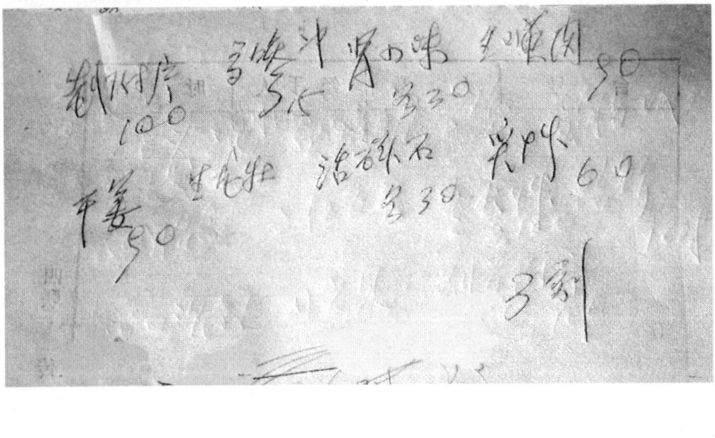

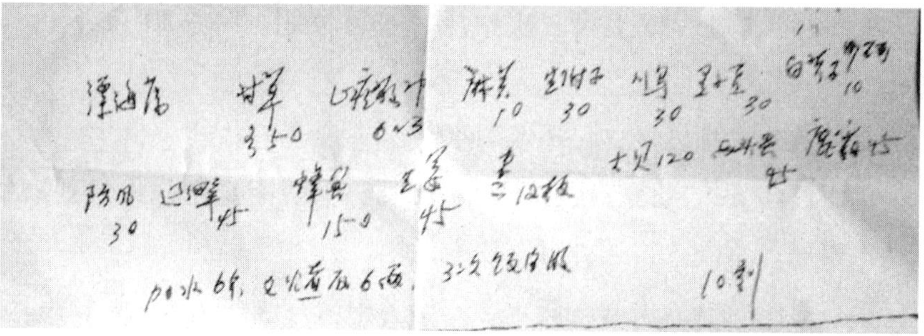

恩师右手刚能书写，这些处方不知是费了多大的力气才写出来。

2008 年 6 月 1 日，恩师病中给一位病人的处方，我代写了几个字，恩师坚持自己写处方：

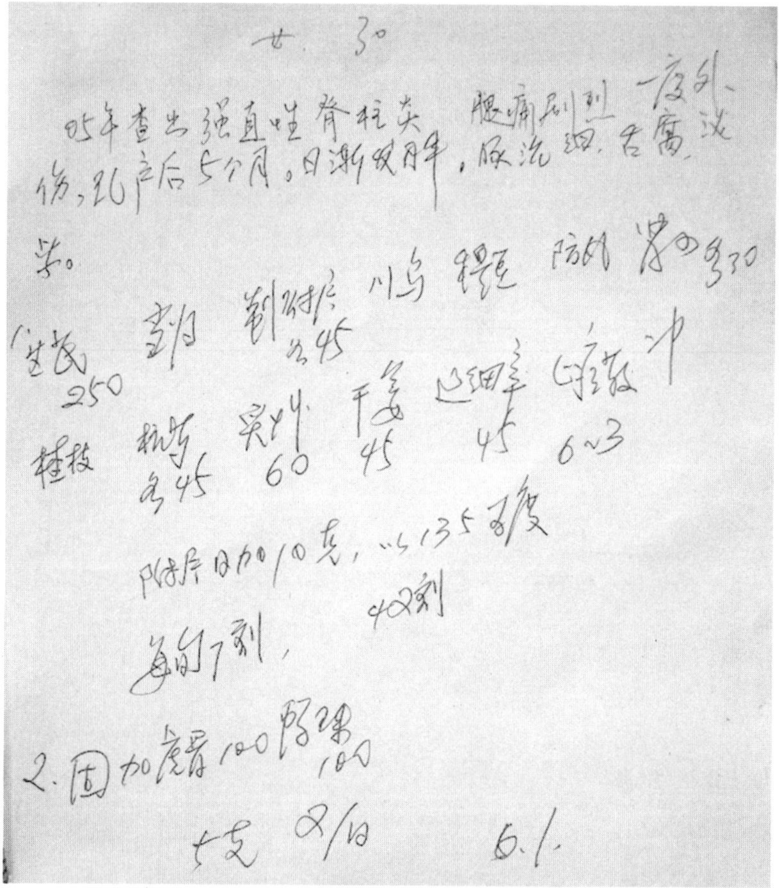

2008 年 7 月中旬书写的字才恢复往日决胜的气势。

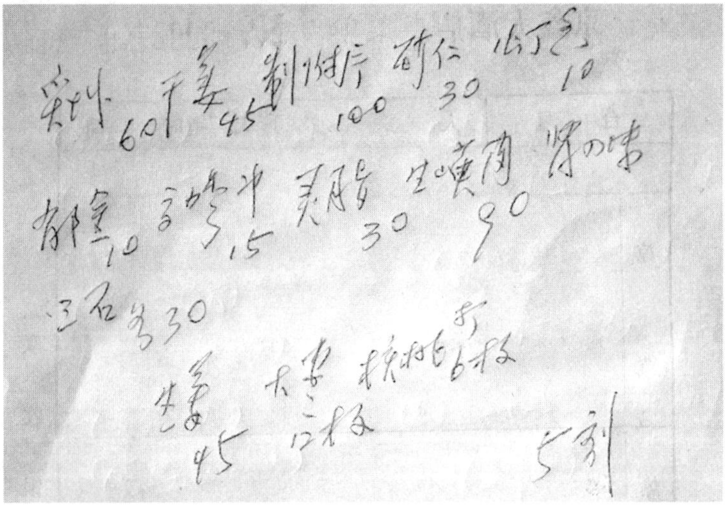

2008 年 6 月中旬，师父并未完全恢复，便坚持给病人看病，师母阻拦不住，只能吩咐每日看五位。

电话和信件中也在为病人忙碌：

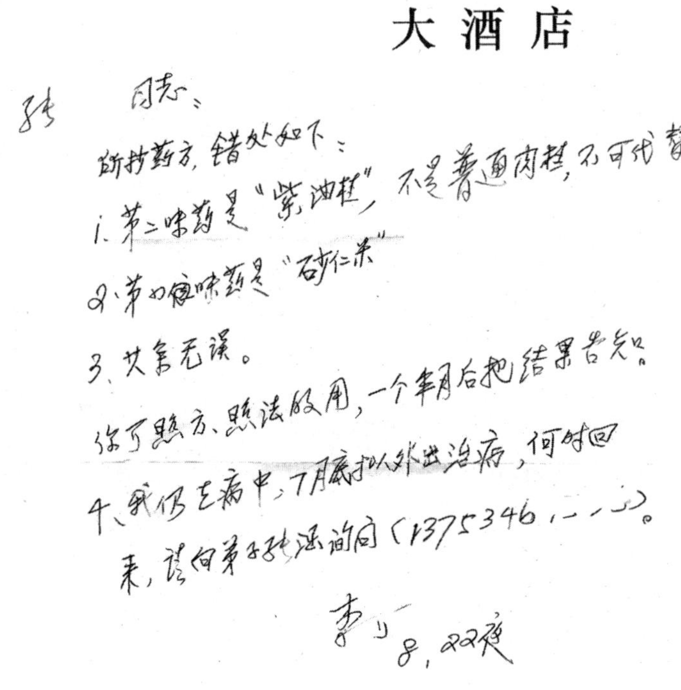

大酒店

张 同志：

所抄药方，错处如下：

1、第二味药是"紫油桂"，不是普通肉桂，不可代替。

2、第四味药是"砂仁米"

3、其余无误。

你可照方、照法服用，一个半月后把结果告知。

4、我仍在病中，7月底拟外出治病，何时回来，请向弟子张涵询问（1375346……）。

李可

8，22夜

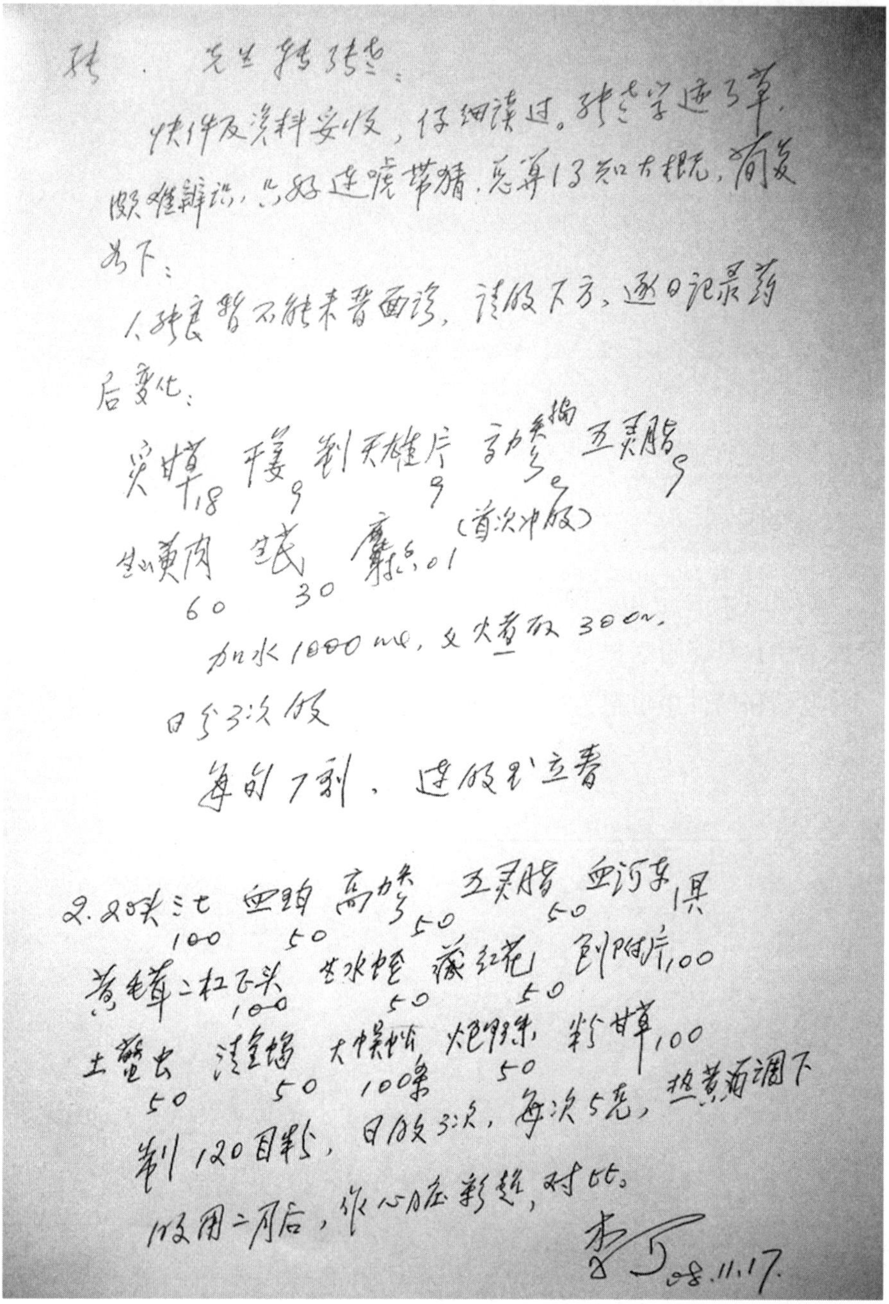
孙　先生转孙老：

快件及资料妥收，仔细读过。孙老字迹了草，似难辨认，只好连贬带猜，总算了知大概，简复如下：

1.孙老暂不能来晋面诊，请服下方，逐日记录药后变化：

炙甘草18　干姜9　制天雄片9　高丽参（捣）9　五灵脂9

生山萸肉60　生芪30　麝香0.1（首次冲服）

加水1000ml，文火煮取300ml，

日分3次服

每日1剂，连服至立春

2.20头三七100　血琥珀50　高丽参50　五灵脂50　血河车1具

黄毛茸二杠飞头100　生水蛭50　藏红花50　制附片100

土鳖虫50　清全蝎50　大蜈蚣100条　炮甲珠50　粉甘草100

制120目粉，日服3次，每次5克，热黄酒调下

服用二月后，作心脏彩超，对比。

李可　08.11.17.

恩师命我给患者发短信：

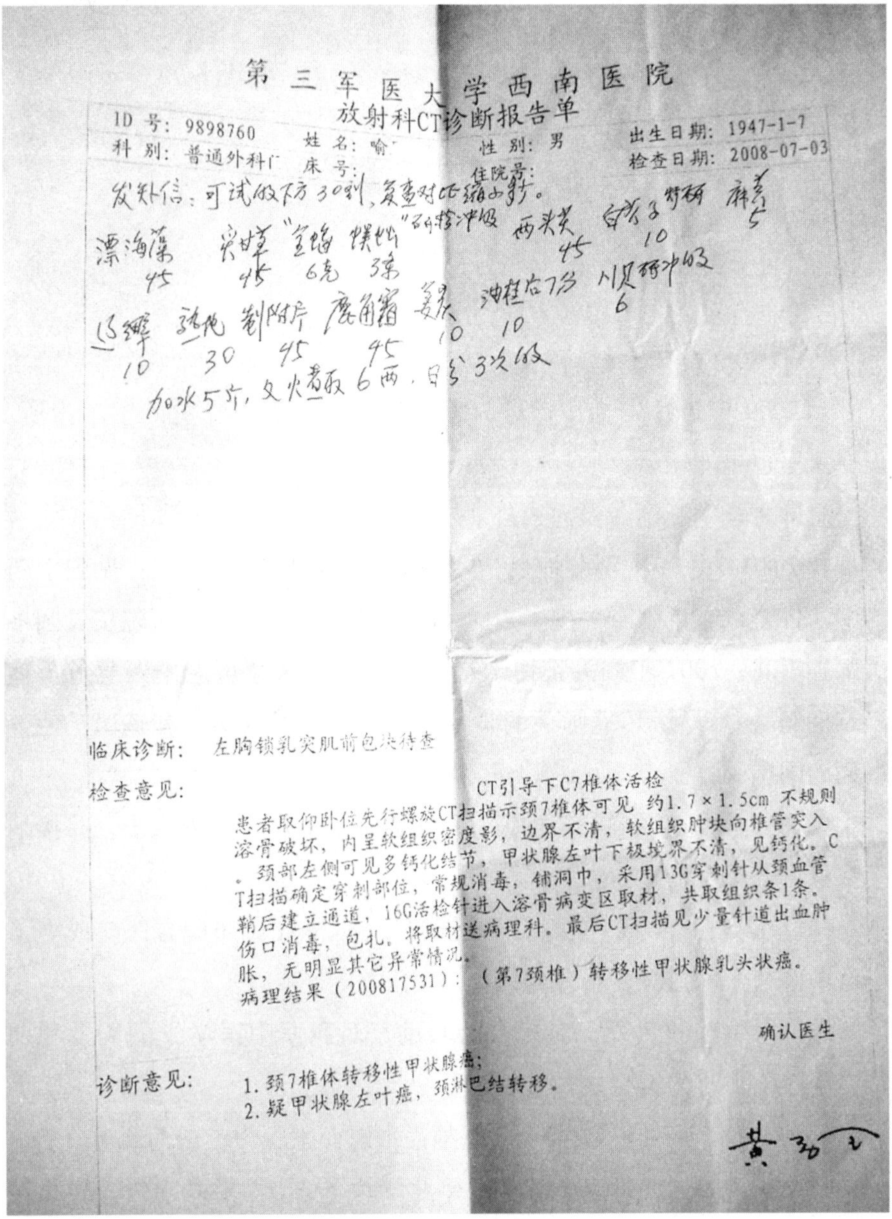

第三军医大学西南医院
放射科CT诊断报告单

ID 号：9898760　姓 名：喻　性 别：男　出生日期：1947-1-7
科 别：普通外科　床 号：　住院号：　检查日期：2008-07-03

发短信：可试服下方30剂，复查对比缩小否。
漂海藻 45　炙甘草 45　"全蝎 6克　蜈蚣 3条"研粉冲服　两头尖 45　白芥子炒研 10　麻黄 5
辽细辛 10　[illegible] 30　制附片 45　鹿角霜 45　姜炭 10　油桂后下 10　川贝研冲服 6
加水5斤，文火煮取6两，日分3次服

临床诊断：　左胸锁乳突肌前包块待查

检查意见：
CT引导下C7椎体活检
患者取仰卧位先行螺旋CT扫描示颈7椎体可见 约1.7×1.5cm 不规则溶骨破坏，内呈软组织密度影，边界不清，软组织肿块向椎管突入。颈部左侧可见多钙化结节，甲状腺左叶下极境界不清，见钙化。CT扫描确定穿刺部位，常规消毒，铺洞巾，采用13G穿刺针从颈血管鞘后建立通道，16G活检针进入溶骨病变区取材，共取组织条1条。伤口消毒，包扎，将取材送病理科。最后CT扫描见少量针道出血肿胀，无明显其它异常情况。
病理结果（200817531）：（第7颈椎）转移性甲状腺乳头状癌。

确认医生

诊断意见：
1. 颈7椎体转移性甲状腺癌；
2. 疑甲状腺左叶癌，颈淋巴结转移。

黄XX（签名）

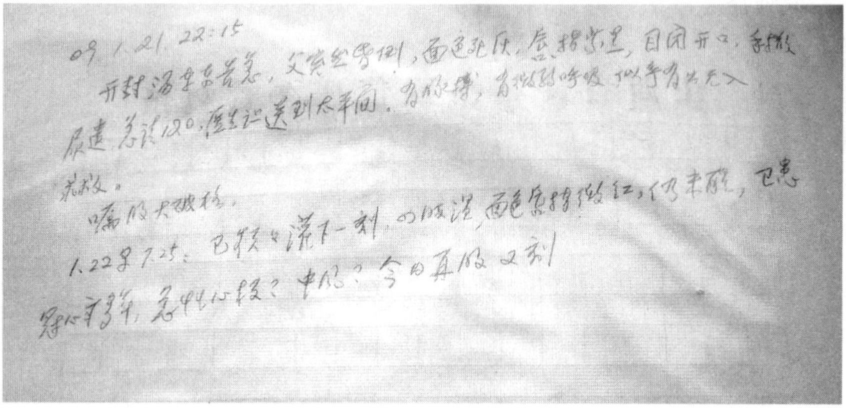

到2009年3月份，在师母与家人的再三劝说下，关闭了小诊所。但在家里也未能辍诊。

恩师之学术渐渐泽及海内外。

我2010年第一次至藏地色达喇荣五明扶贫医院做义工，见到中药房中药齐全，有生附子、生半夏、生南星等药，男众扶贫医院院长圆卜大师告诉我，2007年刘力红博士带来恩师著作《李可老中医急危重症疑难病经验专辑》，传播师父的学术，影响了这里的中医和藏医，使许多藏族同胞受益。

恩师的学术也影响至新加坡、马来西亚、美国等海外人士，并接纳了多位海外弟子。

2011年3月19日，国家中医药管理局批准在广州南方医院成立了李可中医药学术流派传承基地。

恩师对中医的热爱，对病人的救助，对我辈中医学子的关爱和期待，尽在他平时的言行中做了示范。

“复兴中医，救含灵之苦”，恩师为中医而生，为中医而死。

我们一定要把恩师未竟的中医事业继续下去，“复兴中医，舍我其谁”！

张涵记录并整理

冠心病心衰 1 例

杨某，女，58 岁，平遥人。

2008 年 11 月 3 日，一诊：冠心病心衰，心绞痛发作频繁，每次 40 分钟以上，西医建议做支架。面色萎黄，舌胖齿痕；脉微，但欲寐。

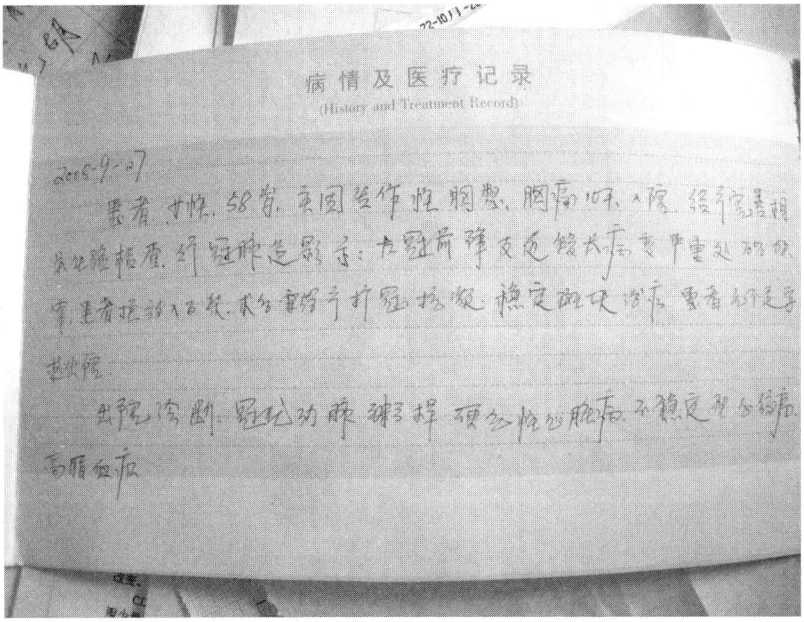

病情及医疗记录

(History and Treatment Record)

2005-9-27

患者女性，58岁，主因发作性胸憋、胸痛10年入院。经予完善相关化验检查，行冠脉造影示：左冠前降支近段长病变严重处70%狭窄，患者拒绝入支架术，给予扩冠、抗凝、稳定斑块治疗，患者好转后出院。

出院诊断：冠状动脉粥样硬化性心脏病 不稳定型心绞痛

高脂血症

方 1：野丹参 120g　檀、降、沉、砂各 10g（后 7 分）　高丽参 15g（冲）　五灵脂 30g　桂枝 45g　桃仁 30g　红花 30g　制天雄 90g　生山萸肉 120g　三石（各）30g　生半夏 45g　干姜 90g　炙草 120g　生姜 45g

6 剂，加水 3000ml，文火煮 2 小时，去滓浓缩至 300ml，3 次分服，3 小时一次，日夜连服。

方 2：麝香 1g，首次 0.5g，余分 5 次服。

方 3：苏合香丸 6 丸，日分 3 次服。

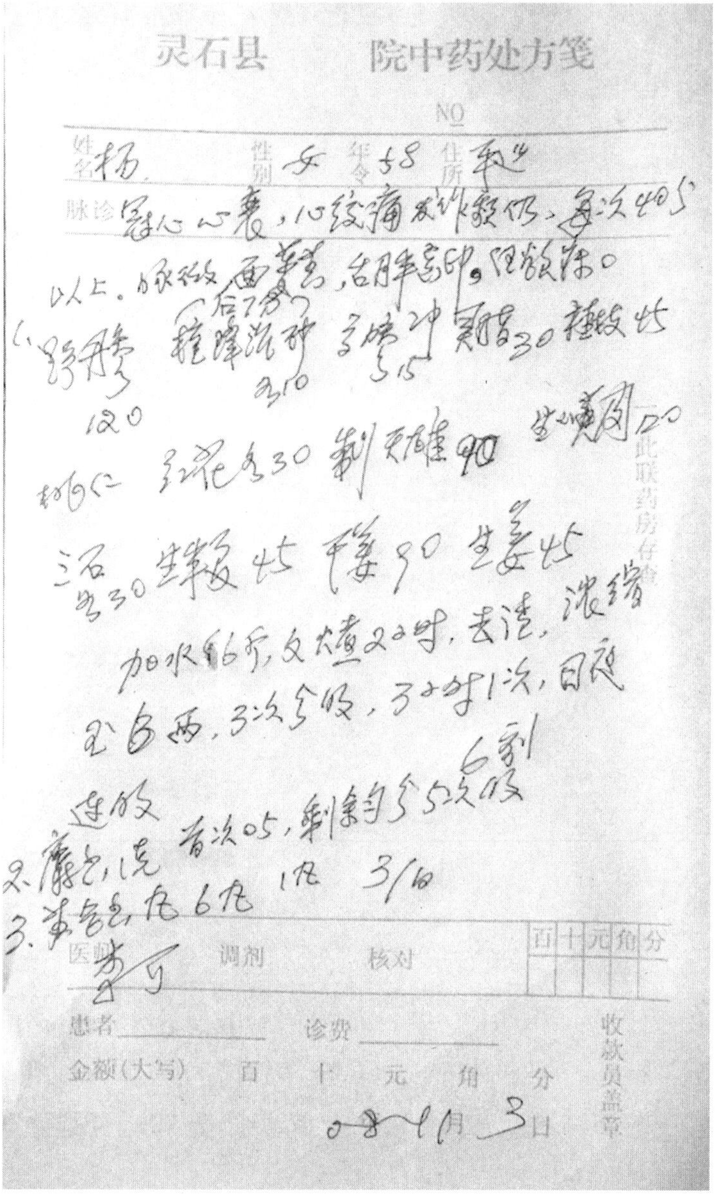
灵石县　　院中药处方笺

NO

姓名　　性别　　年令　　住所

脉诊

此联药房存查

医师	调剂	核对	百	十	元	角	分

患者　　诊费

金额（大写）　百　十　元　角　分

收款员盖章

日

2008 年 11 月 6 日　二诊：

方 1： 野丹参 120g　檀、降、沉、砂（各）10g（后 7 分）　高丽参 15g（冲）　五灵脂 30g　桂枝 45g　桃仁 30g　制天雄 100g　生山萸肉 120g　三石（各）30g　生半夏 45g　干姜 90g　炙草 120g　生姜 45g

5剂，加水3000ml文火煮2小时，去滓浓缩至300ml，日分3次服。

方2： 麝香1g，分10次服，早晚各1次

方3： 苏合香丸10丸，日分2次服。

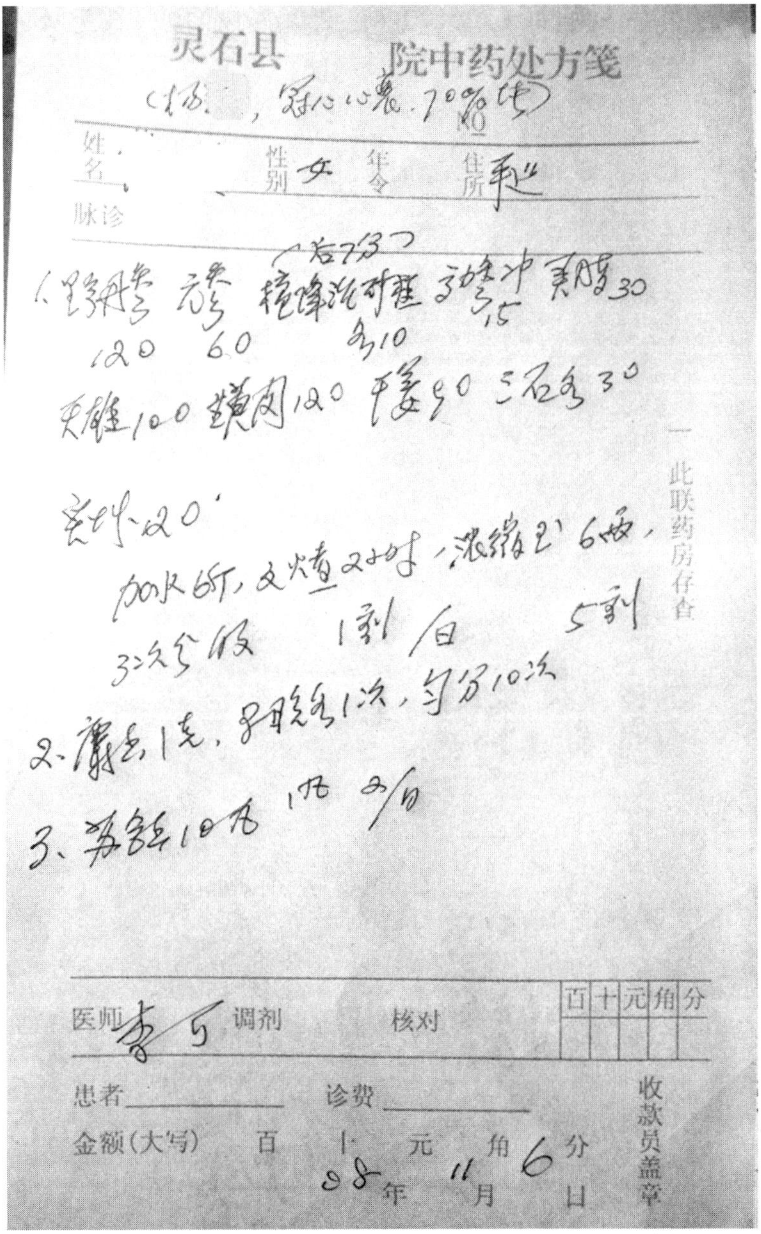
灵石县　　院中药处方笺

姓名　　性别 女　年令　　住所

脉诊

此联药房存查

医师 李　调剂　　核对

百	十	元	角	分

患者________　诊费________

金额(大写)　百　十　元　角　分

08 年 11 月 6 日

收款员盖章

2008年11月17日，三诊：经日夜连服11剂后，彩超复查，5项指标全部复常，无须做支架。

方1：野丹参120g　檀、降、沉、砂、桂各10g（后7分下）　高丽参15g（冲）　五灵脂30g　天雄100g　生山萸肉120g　干姜90g　三石（各）30g　桂枝45g　桃仁30g　炙草120g

10剂，煮服法同前。

方2：苏合香丸10丸，必要时1丸。

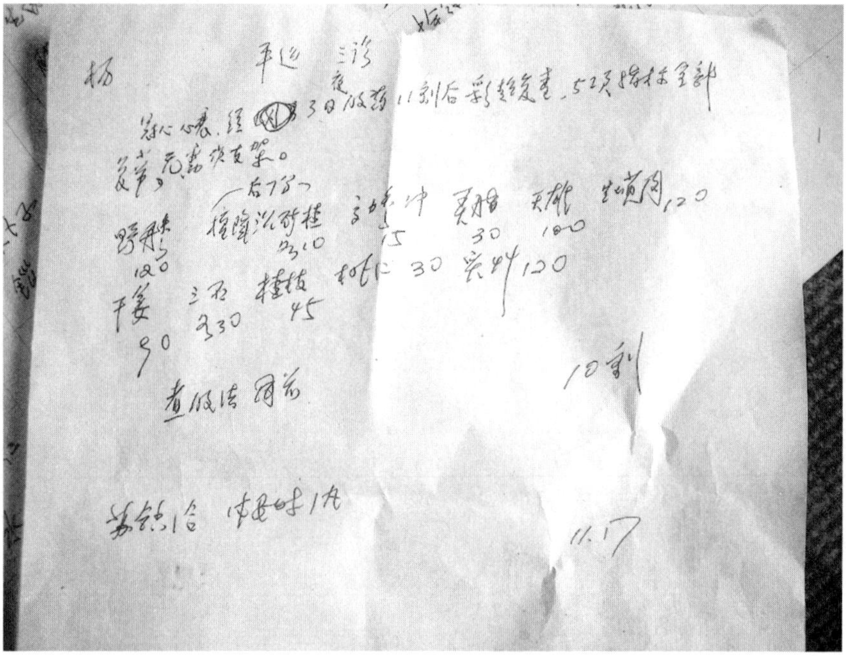

2008年11月27日，四诊：诸症十去八九，微浮肿，有奔豚。

方1：制天雄100g　油桂、沉香、砂仁各10g（后七分）　生山药60g　茯苓45g　泽泻45g　怀牛膝30g　高丽参15g（冲）　五灵脂30g　干姜90g　炙草120g　生山萸肉120g　三石（各）30g

10剂，煮服同前。

方2：苏合香丸20丸，早晚各1丸。

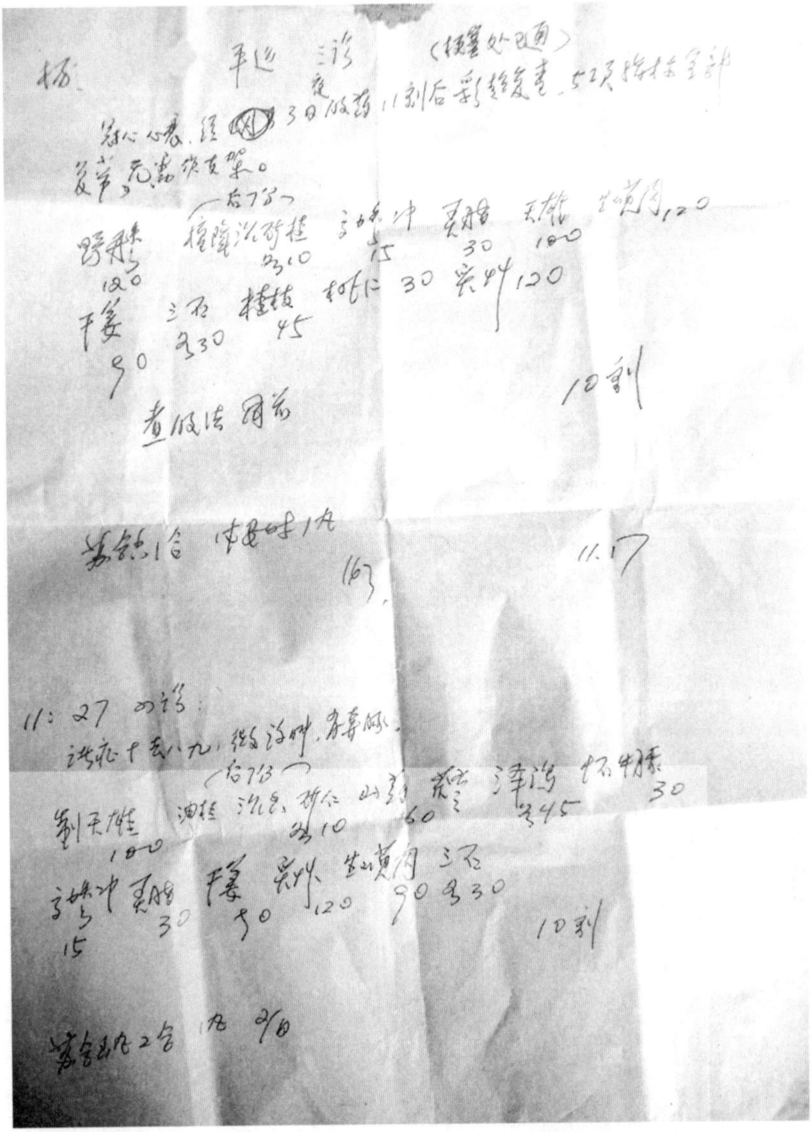

2008 年 11 月 27 日，五诊：守四诊方，10 剂。

2008 年 12 月 7 日，六诊：奔豚得罢，六脉和缓，浮肿退。

方：制天雄 100g（日加 10g 至 200g 为度） 油桂、沉香、砂仁各 10g（后七分） 生山药 60g 茯苓 45g 泽泻 45g 怀牛膝 30g 高丽参 15g（冲） 五灵脂 30g 干姜 90g 炙草 120g 生山萸肉 90g 三石

（各）30g

10剂，煮服同前。

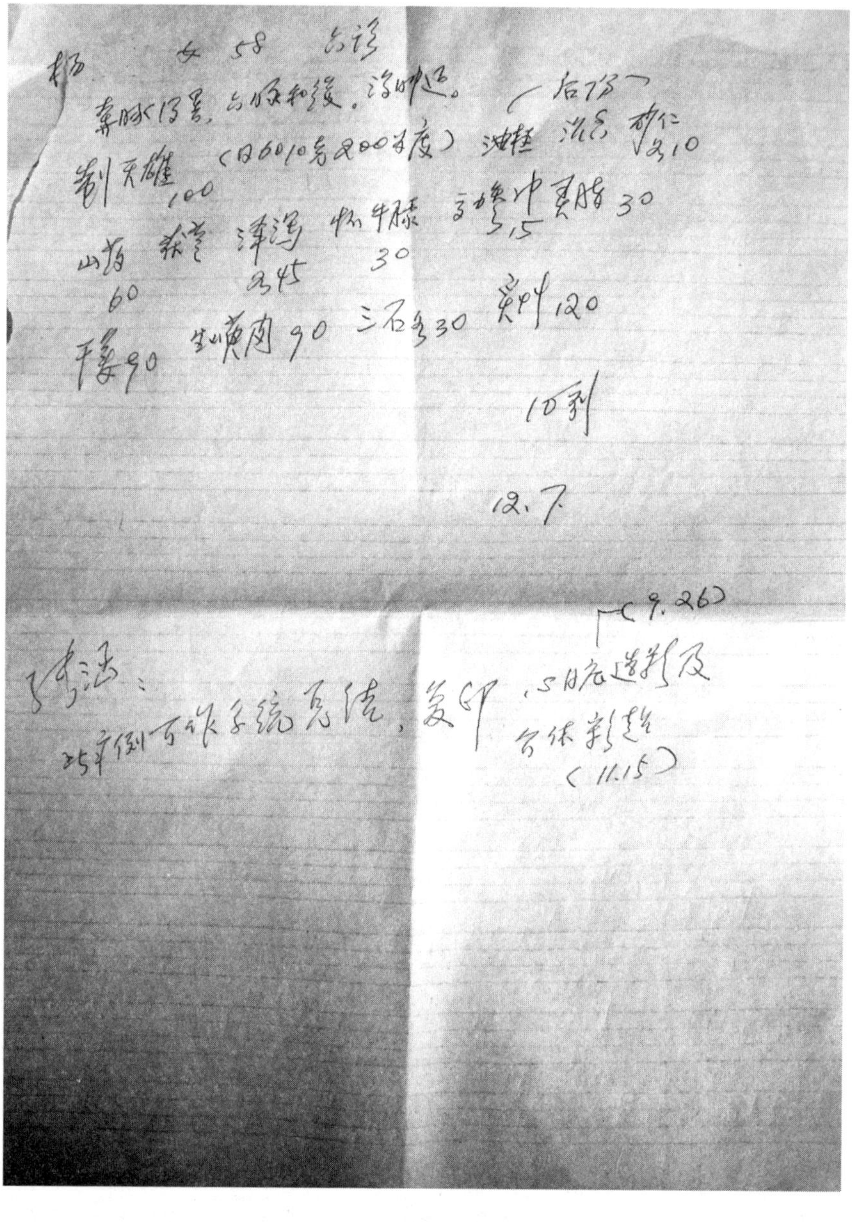

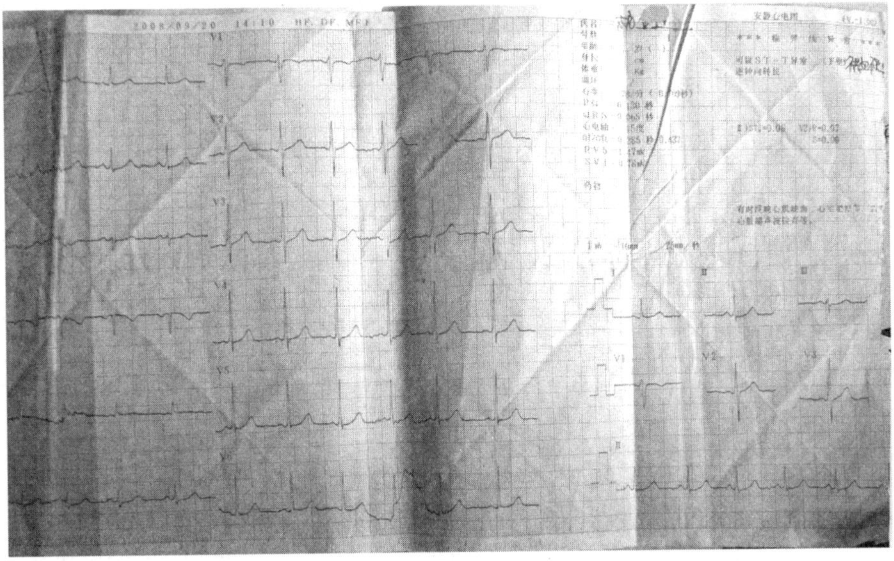

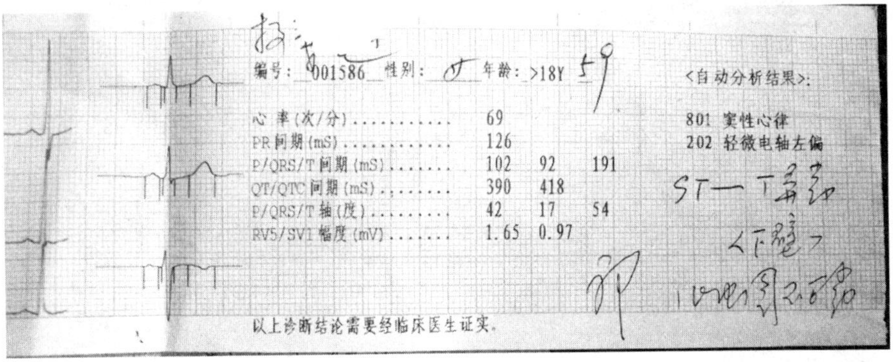
编号: 001586 性别: 年龄: >18Y
心 率(次/分)........... 69
PR间期(mS)............ 126
P/QRS/T间期(mS)....... 102 92 191
QT/QTC间期(mS)........ 390 418
P/QRS/T轴(度)......... 42 17 54
RV5/SV1幅度(mV)....... 1.65 0.97
<自动分析结果>:
801 窦性心律
202 轻微电轴左偏
以上诊断结论需要经临床医生证实。

山西博爱医院心脏中心

心导管室冠状动脉造影报告

检查时间 2008.09.26

姓名	性别	年龄	科别	住院号
杨	女	58 岁	心内科	16321

正文报告：

术中经皮 Seldinger 方法穿刺右侧桡动脉，经 6F 桡动脉鞘送入超滑泥鳅导丝及 5F 共用冠脉造影导管，分别行左冠及右冠造影。造影示：

1. 左冠状动脉：左冠前降支近中段血管内膜粗糙，管腔狭窄，形成长病变，最严重处 70% 狭窄；余回旋支、对角支及钝缘支未见明显狭窄及扩张性病变。
2. 右冠状动脉：右冠形态规则，走形自然，右主干、锐缘支、左室后支及后降支血管内膜光滑，未见明显狭窄及扩张性病变。
3. 冠状动脉走形呈右优势型。

印诊： 1. 左冠前降支近中段长病变，最严重处 70% 狭窄。
2. 右冠状动脉造影未见明显异常。

建议： 1. 前降支近中段严重病变处行冠状动脉造影术。
2. 坚持药物治疗，定期复查。

报告人：

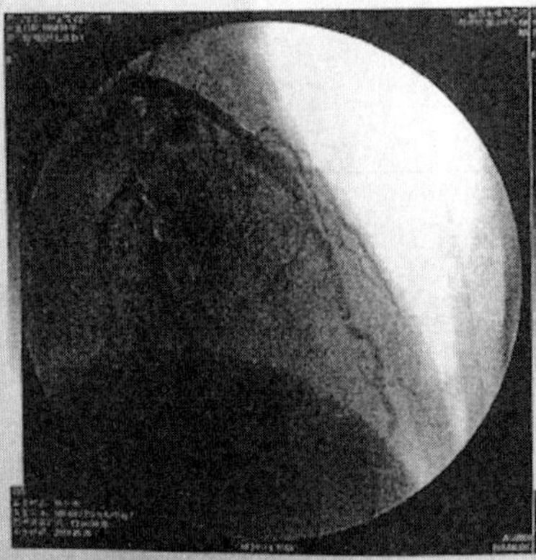

左冠状动脉

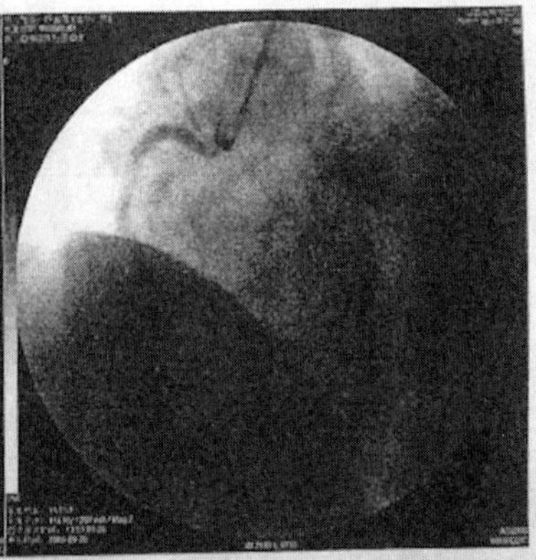

右冠状动脉

报告时间 2008.09.26

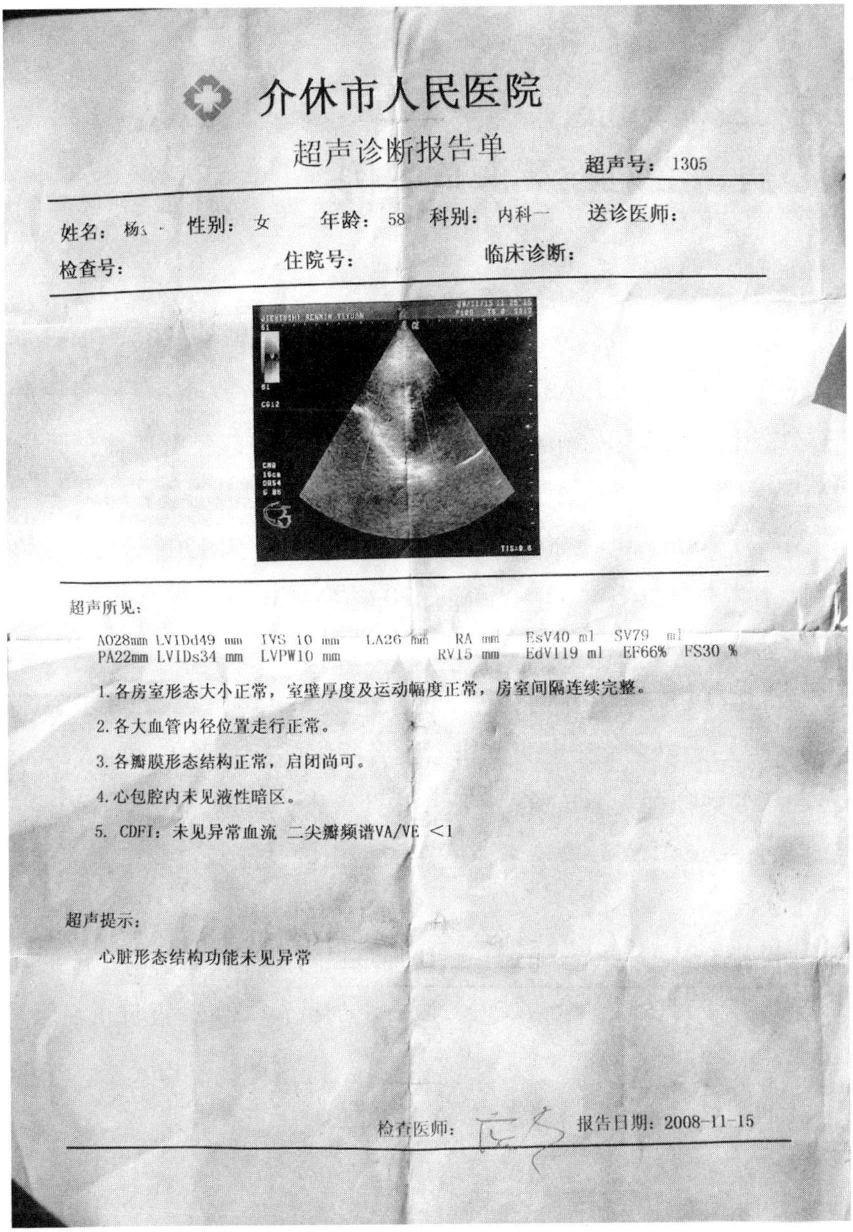

介休市人民医院

超声诊断报告单

超声号：1305

姓名：杨 性别：女 年龄：58 科别：内科一 送诊医师：

检查号： 住院号： 临床诊断：

超声所见：

AO28mm LVIDd49 mm IVS 10 mm LA26 mm RA mm EsV40 ml SV79 ml
PA22mm LVIDs34 mm LVPW10 mm RV15 mm EdV119 ml EF66% FS30 %

1. 各房室形态大小正常，室壁厚度及运动幅度正常，房室间隔连续完整。

2. 各大血管内径位置走行正常。

3. 各瓣膜形态结构正常，启闭尚可。

4. 心包腔内未见液性暗区。

5. CDFI：未见异常血流 二尖瓣频谱VA/VE <1

超声提示：

心脏形态结构功能未见异常

检查医师： 报告日期：2008-11-15

2009年1月3日，患者来取药10剂，巩固疗效。

张涵记录并整理

电话处方救心汤治愈——

冠心病、心肌梗死濒危1例

徐某，男，52岁，安徽亳州人。

2007年9月6日，入住安徽亳州市人民医院，数日后医院发病危通知三次，让出院回家。车已备好，准备拉回家去；肢厥如冰，唇指青紫，神志不清。其亲戚杨某，电话求助，恩师处以救心汤：

制附片200g　干姜90g　炙草120g　生山萸肉120g　高丽参30g（另炖）　生龙牡（各）30g　活磁石30g　麝香0.3g　苏合丸2丸

加水3000ml，文火煮取300ml，3小时一次，日夜连服。

晚上服药后一个多小时，神志恢复，说了一句："我的肚子怎么这么热?"第二天早上能坐起，知饥索食，喝粥一碗，下午食纳大增，能自己起床如厕；医院不知病人在服用中药，以为奇迹。

以后一边吃中药一边输液，20多天后出院，能骑自行车自由活动，一如平人。

后畏苦不服药，20多日后，病又加重；再照方服药，仍好转。

2008年1月7日，电话处方，原方中加黄芪250g；近日正在服药。身体状况很稳定。

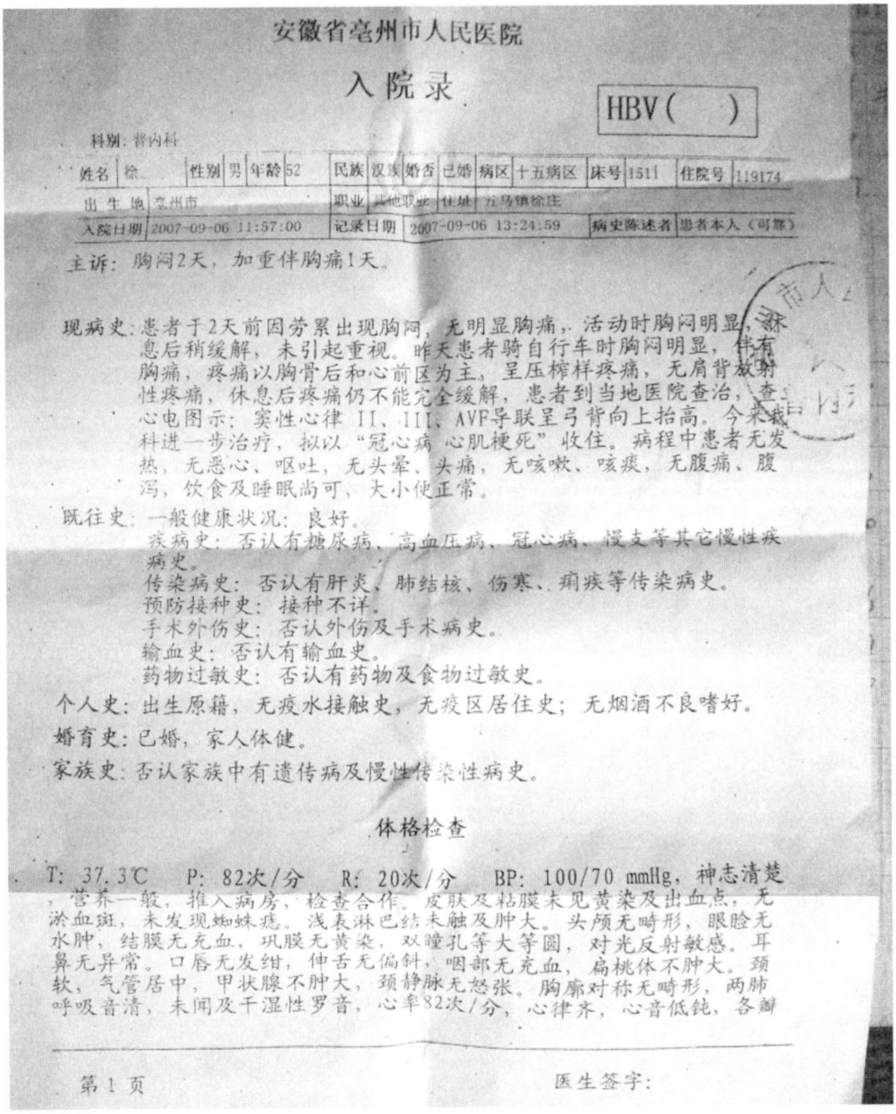

安徽省亳州市人民医院

入院录

HBV（ ）

科别：普内科

姓名	徐	性别	男	年龄	52	民族	汉族	婚否	已婚	病区	十五病区	床号	1511	住院号	119174
出生地	亳州市					职业	其他职业	住址	五马镇徐庄						
入院日期	2007-09-06 11:57:00					记录日期	2007-09-06 13:24:59					病史陈述者	患者本人（可靠）		

主诉：胸闷2天，加重伴胸痛1天。

现病史：患者于2天前因劳累出现胸闷，无明显胸痛，活动时胸闷明显，休息后稍缓解，未引起重视。昨天患者骑自行车时胸闷明显，伴有胸痛，疼痛以胸骨后和心前区为主，呈压榨样疼痛，无肩背放射性疼痛，休息后疼痛仍不能完全缓解，患者到当地医院查治，查心电图示：窦性心律 II、III、AVF导联呈弓背向上抬高。今来我科进一步治疗，拟以"冠心病 心肌梗死"收住。病程中患者无发热，无恶心、呕吐，无头晕、头痛，无咳嗽、咳痰，无腹痛、腹泻，饮食及睡眠尚可，大小便正常。

既往史：一般健康状况：良好。

疾病史：否认有糖尿病、高血压病、冠心病、慢支等其它慢性疾病史。

传染病史：否认有肝炎、肺结核、伤寒、痢疾等传染病史。

预防接种史：接种不详。

手术外伤史：否认外伤及手术病史。

输血史：否认有输血史。

药物过敏史：否认有药物及食物过敏史。

个人史：出生原籍，无疫水接触史，无疫区居住史；无烟酒不良嗜好。

婚育史：已婚，家人体健。

家族史：否认家族中有遗传病及慢性传染性病史。

体格检查

T：37.3℃　P：82次/分　R：20次/分　BP：100/70 mmHg，神志清楚，营养一般，推入病房，检查合作。皮肤及粘膜未见黄染及出血点，无淤血斑，未发现蜘蛛痣。浅表淋巴结未触及肿大。头颅无畸形，眼睑无水肿，结膜无充血，巩膜无黄染，双瞳孔等大等圆，对光反射敏感。耳鼻无异常。口唇无发绀，伸舌无偏斜，咽部无充血，扁桃体不肿大。颈软，气管居中，甲状腺不肿大，颈静脉无怒张。胸廓对称无畸形，两肺呼吸音清，未闻及干湿性罗音，心率82次/分，心律齐，心音低钝，各瓣

第1页　　医生签字：

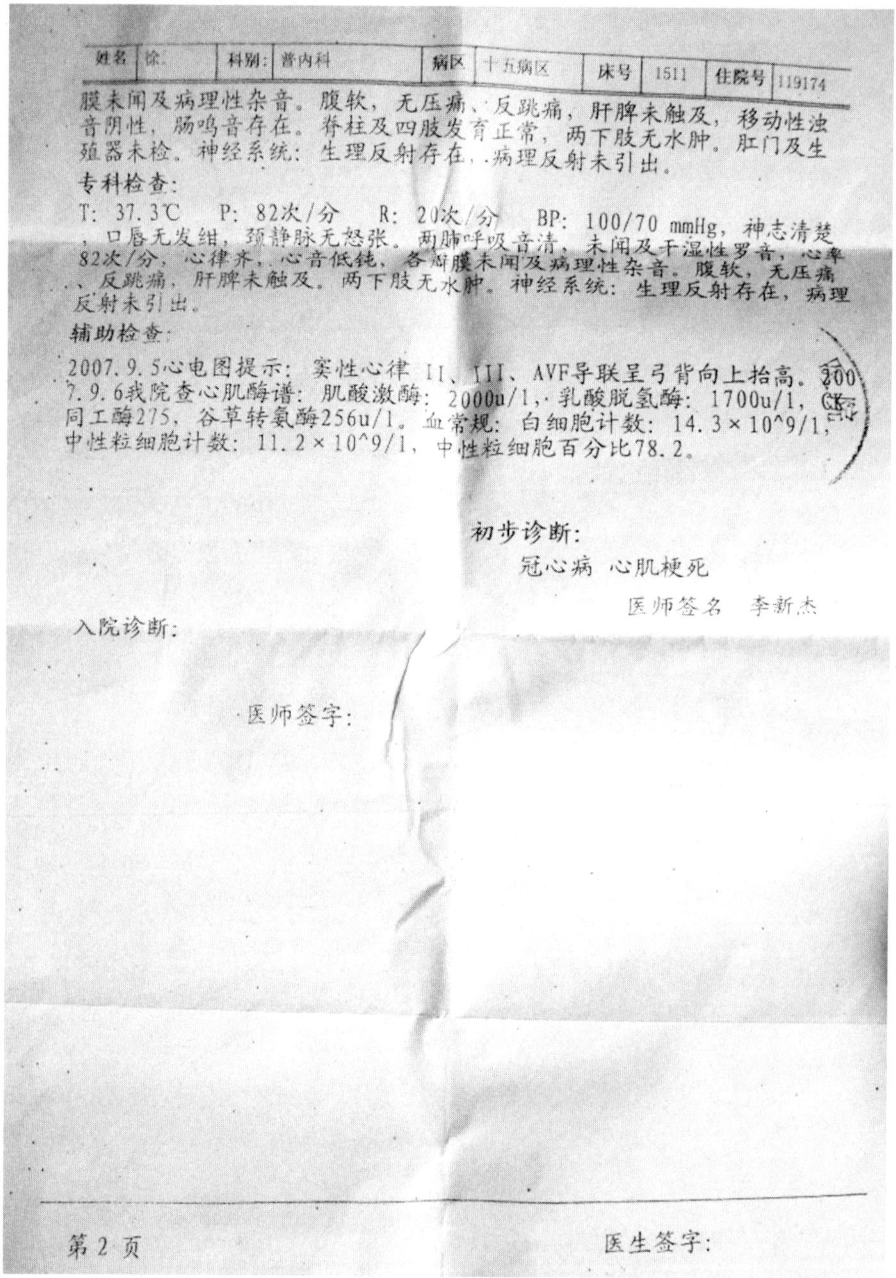

姓名	徐	科别:	普内科	病区	十五病区	床号	1511	住院号	119174

膜未闻及病理性杂音。腹软，无压痛、反跳痛，肝脾未触及，移动性浊音阴性，肠鸣音存在。脊柱及四肢发育正常，两下肢无水肿。肛门及生殖器未检。神经系统：生理反射存在，.病理反射未引出。

专科检查：

T：37.3℃　P：82次/分　R：20次/分　BP：100/70 mmHg，神志清楚，口唇无发绀，颈静脉无怒张。两肺呼吸音清，未闻及干湿性罗音，心率82次/分，心律齐，心音低钝，各瓣膜未闻及病理性杂音。腹软，无压痛、反跳痛，肝脾未触及。两下肢无水肿。神经系统：生理反射存在，病理反射未引出。

辅助检查：

2007.9.5心电图提示：窦性心律 II、III、AVF导联呈弓背向上抬高。2007.9.6我院查心肌酶谱：肌酸激酶：2000u/1，乳酸脱氢酶：1700u/1，CK同工酶275，谷草转氨酶256u/1。血常规：白细胞计数：14.3×10^9/1，中性粒细胞计数：11.2×10^9/1，中性粒细胞百分比78.2。

初步诊断：

冠心病 心肌梗死

医师签名　李新杰

入院诊断：

医师签字：

第 2 页　　医生签字：

张涵记录并整理

心脏病 1 例

张某，女，41 岁，吉林人。

2007 年 4 月 19 日，一诊：胸痛心悸，自汗；动则喘；脉微细；舌淡齿痕。阳衰于下，阴寒痰浊窃踞阳位。

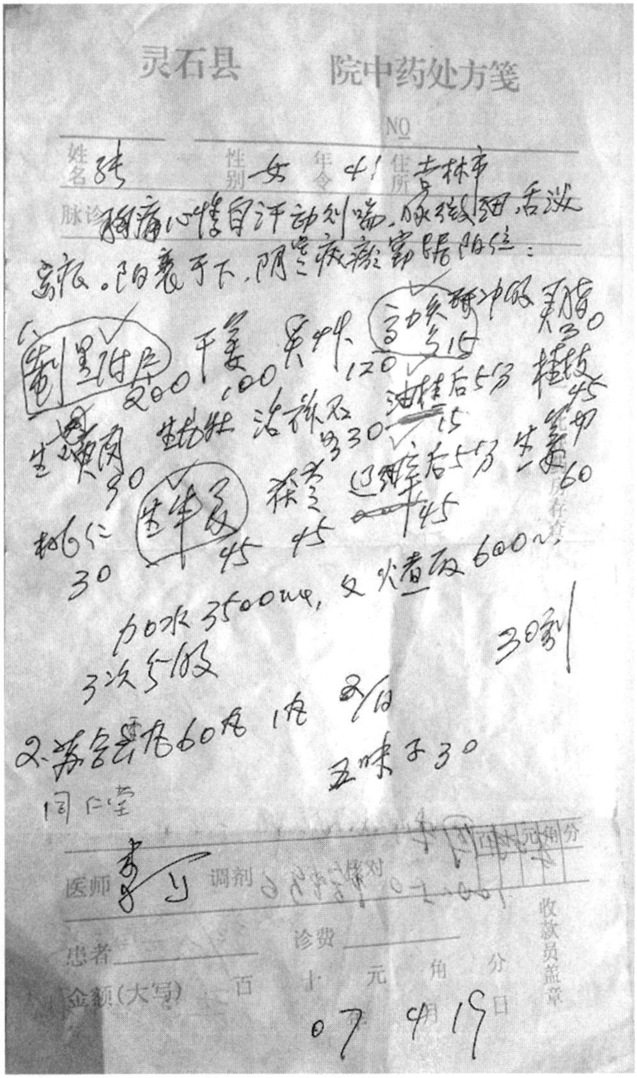
灵石县　　院中药处方笺

NO

姓名 张　性别 女　年令 41　住所 吉林市

脉诊 胸痛心悸自汗动则喘，脉微细，舌淡齿痕。阳衰于下，阴寒痰浊窃踞阳位：

制黑附片200　干姜100　炙甘草120　高丽参15（另煎冲服）　山萸肉90　生龙骨30　生牡蛎30　活磁石30　油桂后下15　桂枝45　桃仁30　生半夏45　茯苓45　辽细辛后下45　生姜60

加水3500ml，文火煮取600ml，3次分服　30剂

2.苏合香丸60丸　1丸　日2

五味子30

同仁堂

医师 李可　调剂　核对

患者　诊费

金额(大写)　百　十　元　角　分

07　4　19　日

收款员盖章

方 1： 制附片 200g　干姜 100g　炙草 120g　高丽参 15g（冲）　五灵脂 30g　生山萸肉 90g　三石（各）30g　桂枝 45g　桃仁 30g　生半夏 45g　茯苓 45g　辽细辛 45g　生姜 50g　加水 3000ml，文火煮取 500ml，日分 3 次服，30 剂。

方 2： 苏合香丸，早晚各 1 丸。

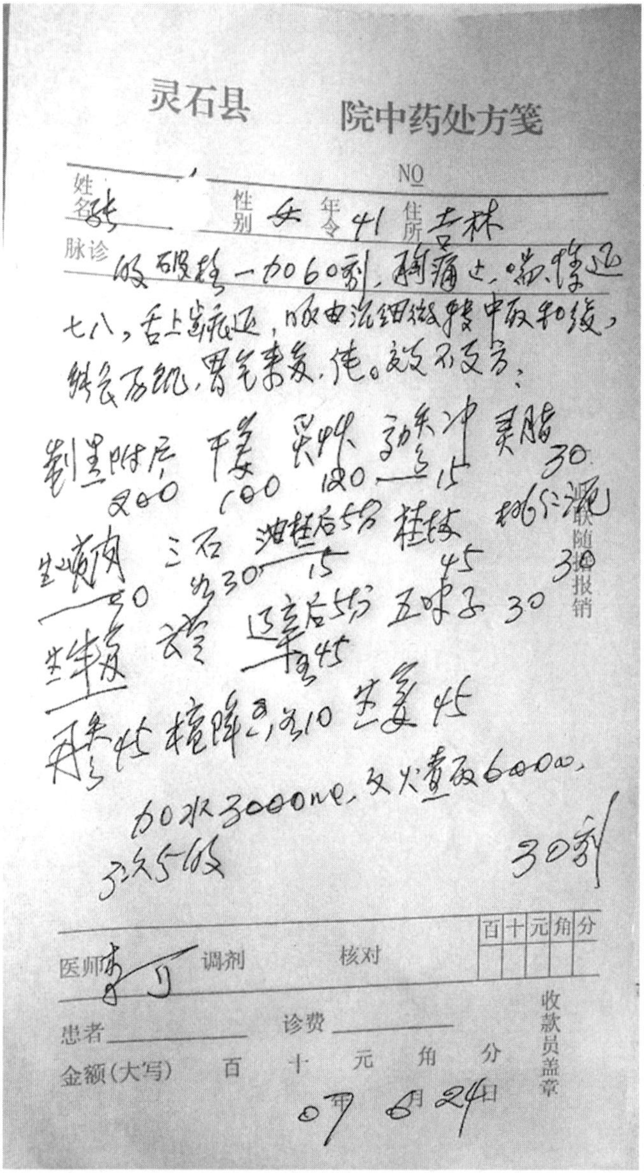

灵石县　　院中药处方笺

NO

姓名 张　性别 女　年令 41　住所 吉林

脉诊 服破格一加60剂，肺痛止，喘悸退七八，舌上瘀斑退，脉由沉细微转中取和缓，然重按无根，胃气来复，佳。效不更方：

制黑附片 200　干姜 100　炙草 120　高丽参 15 冲　灵脂 30

生山萸肉 90　三石 各30　油桂后5分 15　桂枝 45　桃仁泥 30

生半夏 45　云苓 45　辽细辛后5分 45　五味子 30

[illegible] 45　檀降香各10　生姜 45

加水3000ml，文火煮取600ml，3次分服　　30剂

（联随据报销）

医师 李可　调剂　核对　百 十 元 角 分

患者　诊费　收款员盖章

金额（大写）　百　十　元　角　分

07年6月24日

2007年06月24日，二诊：服破格救心汤60剂，胸痛止，喘、悸均退七八，舌上齿痕退，脉由沉细微转中取和缓，能食易饥，胃气来复，佳。效不更方。守方，30剂

2007年07月16日，三诊：诸症痊愈。巩固疗效：

固本散加藏红花100g，3g/次，3次/日。

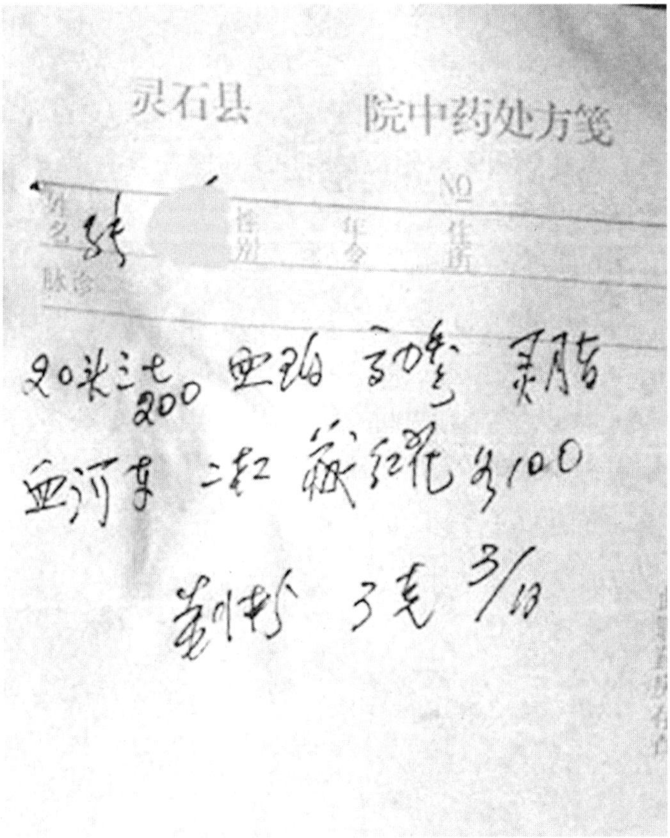

张涵记录并整理

电话处方救治风心病

2006 年 11 月 19 日早，我见到一辆郑州牌照的救护车停在药房门口。一位心脏病患者，前来求医。

薛某，女，56 岁，河南人。

风心病 15 年，确诊为联合瓣膜病变。喘不得卧已三月，2006 年 11 月 3 日，急诊入住郑州某医院特护病房，西医抢救两周，病危。2006 年 11 月 17 日电话救助。予：

制附片 250g　辽细辛 45g（后下）　麻黄 15g　干姜 90g　白术 90g　炙草 30g　高丽参 30g（另）　桂枝 45g　茯苓 45g　猪苓 30g　泽泻 30g　车前子 10g（包）　油桂 30g　生姜 45g　葱白 1 尺　砂仁 30g

加水 3000ml，文火煮取 300ml，3 小时一次，日夜连服 2 剂。

3 剂后脱险。

2006 年 11 月 19 日，乘救护车来灵石求医。

予以原方加麝香 0.3g 冲服，二杠粉 3g 冲服，3 剂。

固本散，一料。

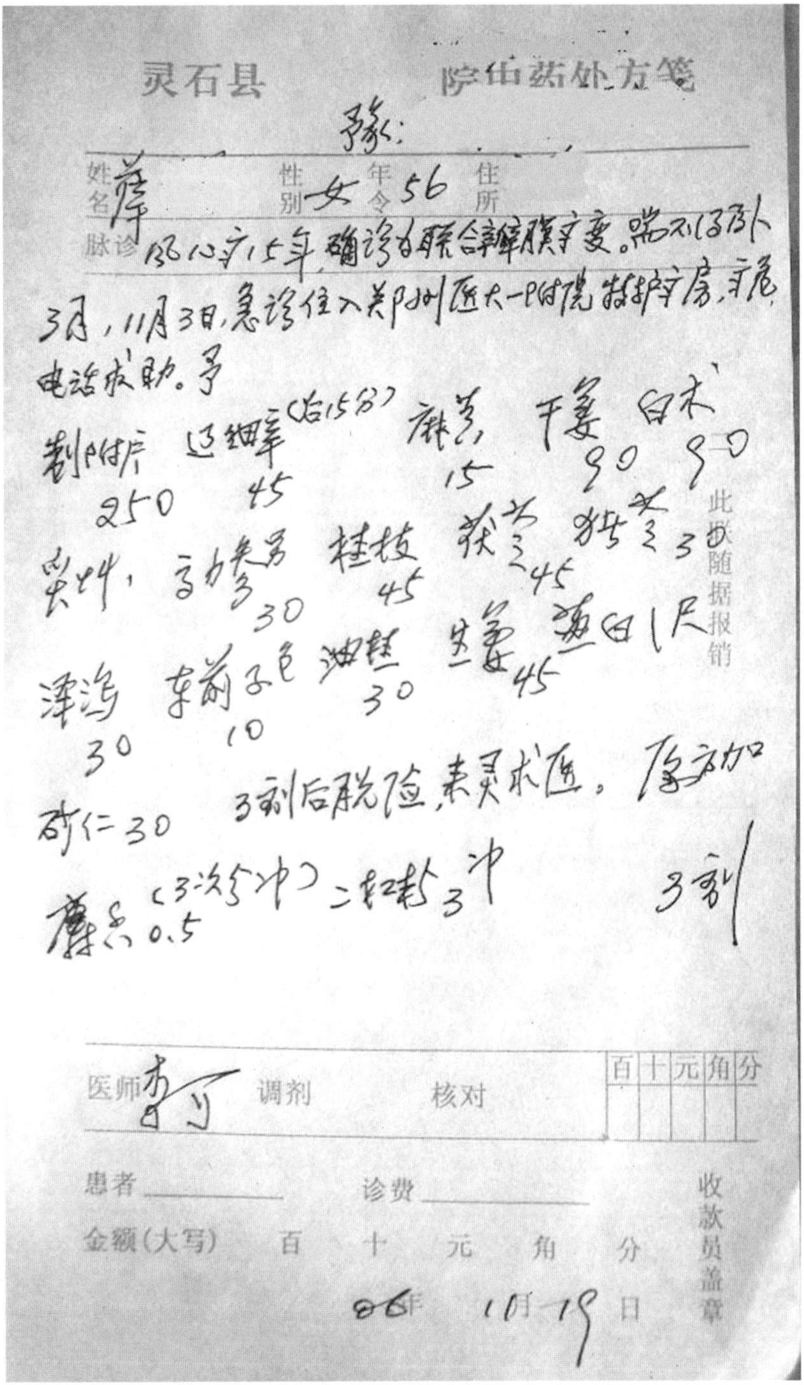
灵石县　　　院中药处方笺

孙：

姓名 薛　性别 女　年令 56　住所

脉诊 风心病15年，确诊为联合瓣膜病变。喘不得卧3月，11月3日，急诊住入郑州医大一附院特护病房，病危电话求助。予

制附片250　辽细辛45（后15分）　麻黄15　干姜90　白术90

炙甘草　高丽参30　桂枝45　茯苓45　猪苓30

泽泻30　车前子包10　油桂30　生姜45　葱白1尺

桃仁30　3剂后脱险，来灵求医。原方加

麝香0.5（3次分冲）　二红参3　冲　3剂

此联随据报销

医师 李可　调剂　核对

百	十	元	角	分

患者________　诊费________

金额（大写）　百　十　元　角　分

06年　11月　19日

收款员盖章

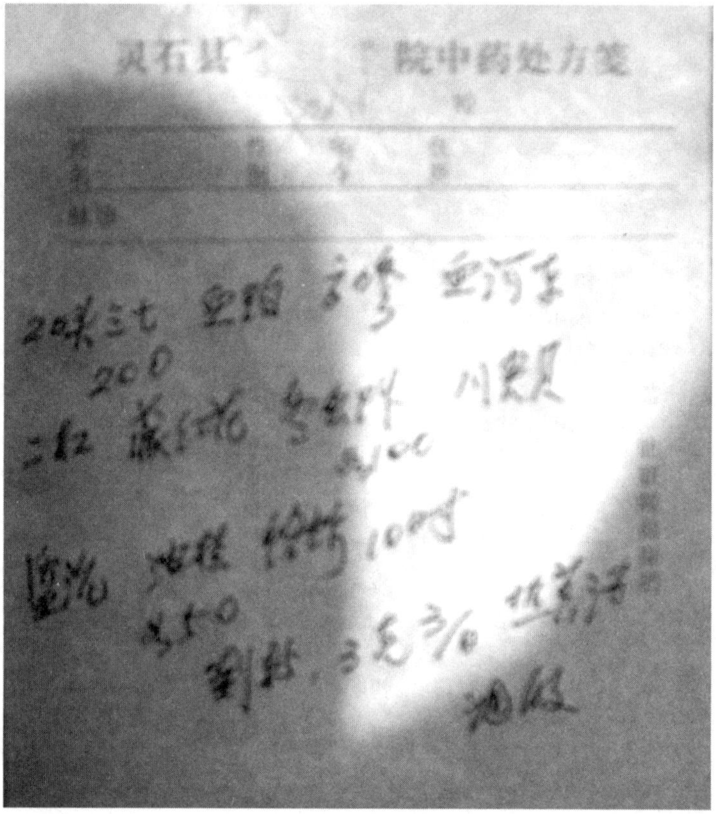

张涵记录并整理

世界罕见心脏病（仅 28 例）

张某，男，29 岁，山东人。

2007 年 8 月 13 日，一诊：发病于 2004 年 12 月，急性心前后壁梗死，抢救脱险。后经山东中大附院诊为：①变应性肉芽肿系统性血管炎。②扩张型心脏病。③二、三尖瓣中度反流。心功能 2 级，重度肺动脉高压。室性心律失常。危！（2007 年曾住协和医院 2 个月）

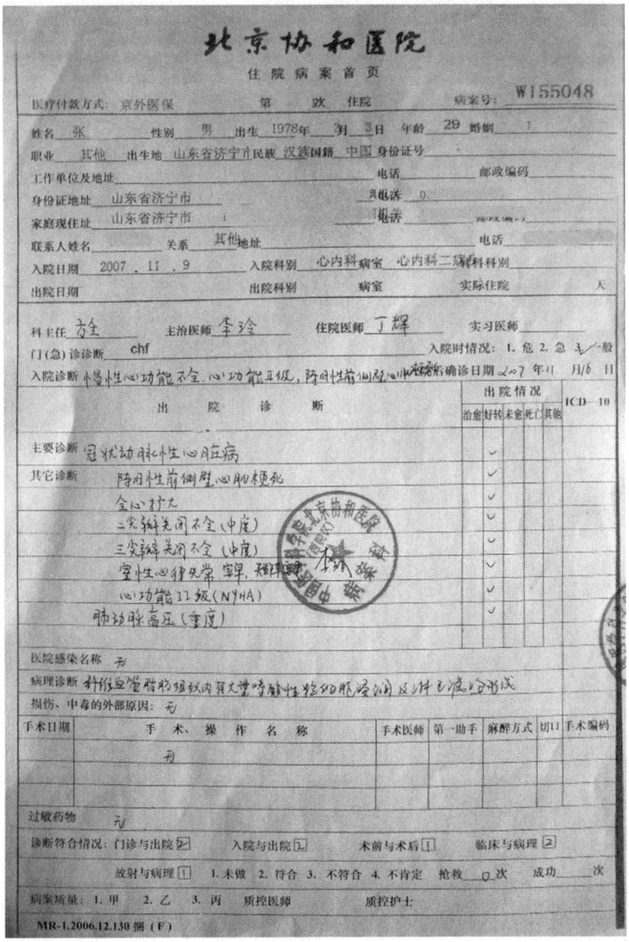
北京协和医院

住院病案首页

医疗付款方式：京外医保　第　次　住院　病案号：W155048

姓名 张　性别 男　出生 1978年　月 3日　年龄 29　婚姻 1

职业 其他　出生地 山东省济宁市　民族 汉族　国籍 中国　身份证号

工作单位及地址　电话　邮政编码

身份证地址 山东省济宁市　电话 0

家庭现住址 山东省济宁市　电话

联系人姓名　关系 其他　地址　电话

入院日期 2007．11．9　入院科别 心内科　病室 心内科二病　转科科别

出院日期　出院科别　病室　实际住院　天

科主任 方全　主治医师 李玲　住院医师 丁辉　实习医师

门(急)诊诊断 chf　入院时情况：1. 危 2. 急 3. 一般

入院诊断 慢性心功能不全，心功能Ⅲ级，陈旧性前侧壁心肌梗死　确诊日期 2007 年 11 月 16 日

出院诊断	治愈	好转	未愈	死亡	其他	ICD-10
主要诊断 冠状动脉性心脏病		✓				
其它诊断 陈旧性前侧壁心肌梗死		✓				
全心扩大		✓				
二尖瓣关闭不全（中度）		✓				
三尖瓣关闭不全（中度）		✓				
室性心律失常 室早，短阵室速		✓				
心功能Ⅲ级（NYHA）		✓				
肺动脉高压（重度）		✓				

医院感染名称 无

病理诊断 纤维血管脂肪组织内有大量嗜酸性粒细胞浸润及淋巴滤泡形成

损伤、中毒的外部原因：无

手术日期	手术、操作名称	手术医师	第一助手	麻醉方式	切口	手术编码
	无					

过敏药物 无

诊断符合情况：门诊与出院 2　入院与出院 1　术前与术后 1　临床与病理 2

放射与病理 1　1. 未做 2. 符合 3. 不符合 4. 不肯定　抢救 0 次　成功　次

病案质量：1. 甲 2. 乙 3. 丙　质控医师　质控护士

MR-1,2006.12.130 捆（F）

刻诊：行动不能自理，由其兄搀扶来诊。面晦，唇紫，舌胖紫黯，下肢凹肿，动则喘，夜子时后重，脉沉细微，晨起面浮肿。时时欲脱，救阳为急：

制附片 100g　干姜 90g　高丽参 15g（冲）　五灵脂 30g　桂枝 45g　桃仁 30g　丹参 120g　檀降 10g　沉香 1g　砂仁 10g　油桂 10g　生山萸肉 90g　三石（各）30g　茯苓 45g　猪苓 30g　泽泻 45g　白术 90g　炙草 120g　麝香 0.3g（冲），45 剂。

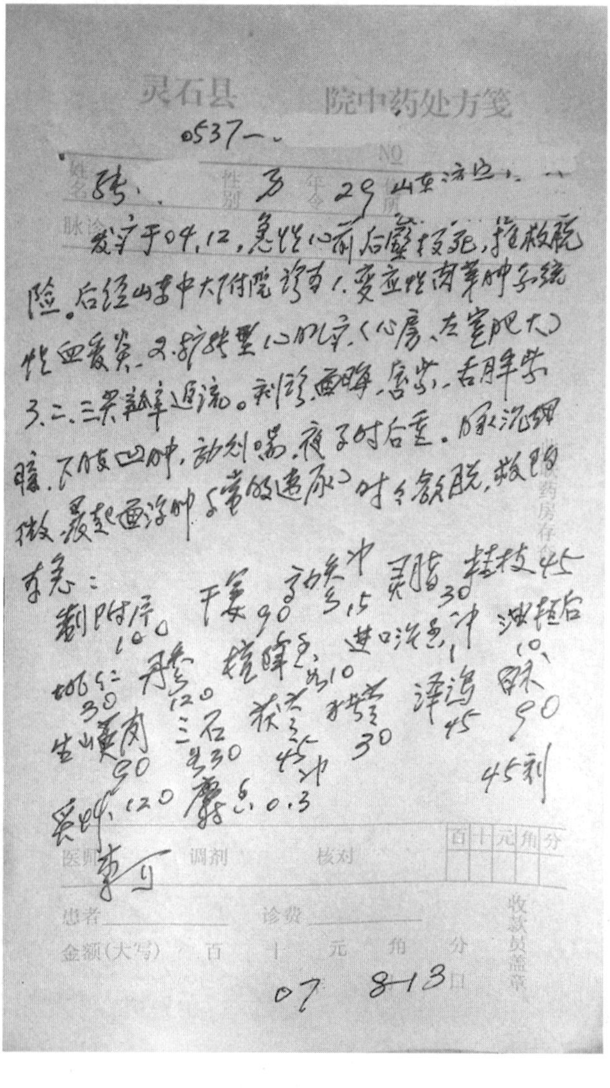
灵石县　院中药处方笺

0537—

NO

姓名 张　性别 男　年令 29　住所 山东济宁

脉诊 发病于04.12，急性心前后壁梗死，抢救脱险。后经山东中大附院诊为1.变应性肉芽肿多系统性血管炎 2.扩张型心肌病（心房、左室肥大）3.二、三尖瓣关闭不全返流。刻诊面晦，唇紫，舌胖紫黯，下肢凹肿，动则喘，夜子时后重。脉沉细微，晨起面浮肿（需被搀扶）时时欲脱，救阳为急：

制附片100　干姜90　高丽参15冲　灵脂30　桂枝45　桃仁30　丹参120　檀降香各10　进口沉香1　油桂后10　生山萸肉90　三石各30　茯苓45冲　猪苓30　泽泻45　白术90　炙草120　麝香0.3　45剂

医师 李可　调剂　核对

患者　诊费

金额(大写)　百　十　元　角　分

07 8 13

收款员盖章

2008年3月10日，二诊：服药45剂，附子每剂加至500g。自己坐火车来灵石复诊。舌胖大满口已复常，凌晨偶见心脏扑动，浮肿退，面晦，脉沉细，改服生附子。

方1： 炙草90g　干姜50g　生附子45g　生山萸肉120g　高丽参15g　五灵脂30g　油桂10g　桂枝45g　白术45g　茯苓45g　猪苓30g　泽泻30g　三石（各）30g，45剂。

方2： 固本散加尖贝100g　沉香50g　蛤蚧10对，制粉，每次3g，日3次。

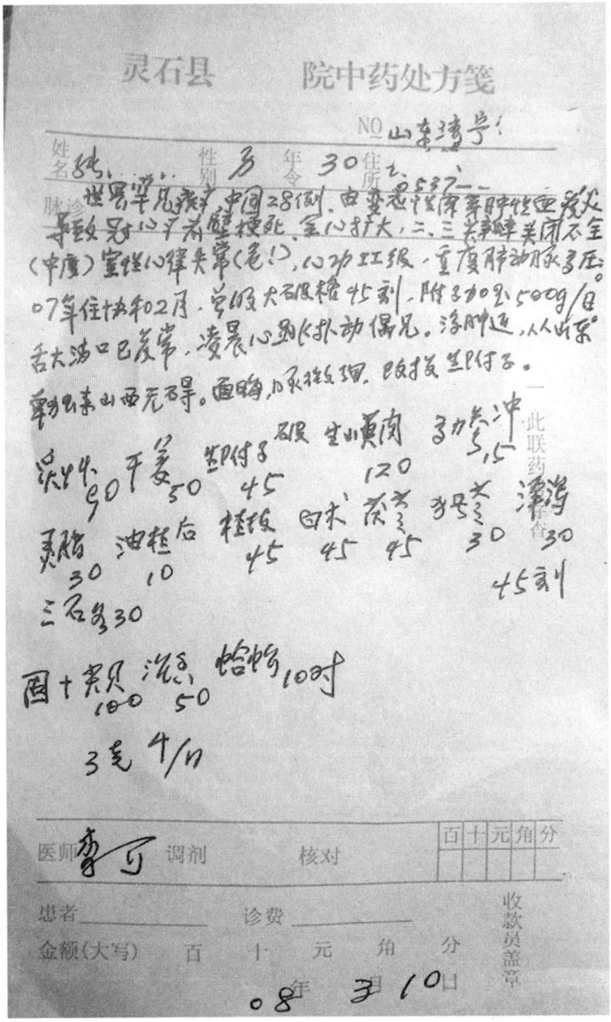
灵石县　　院中药处方笺
NO
姓名　性别　年令　住所
脉诊
此联药房存查
医师　调剂　核对　百　十　元　角　分
患者　诊费
金额(大写)　百　十　元　角　分
年　月　日
收款员盖章

2008年5月7日，三诊：服药后自觉心际舒畅，45日内未见心脏扑动。偶有室性早搏，日晡觉气短胸憋，日出渐舒。面色灰黑退去大半，舌如常人，脉沉而和缓，坐车14小时无不适。

守方加肾四味各30g，45剂。

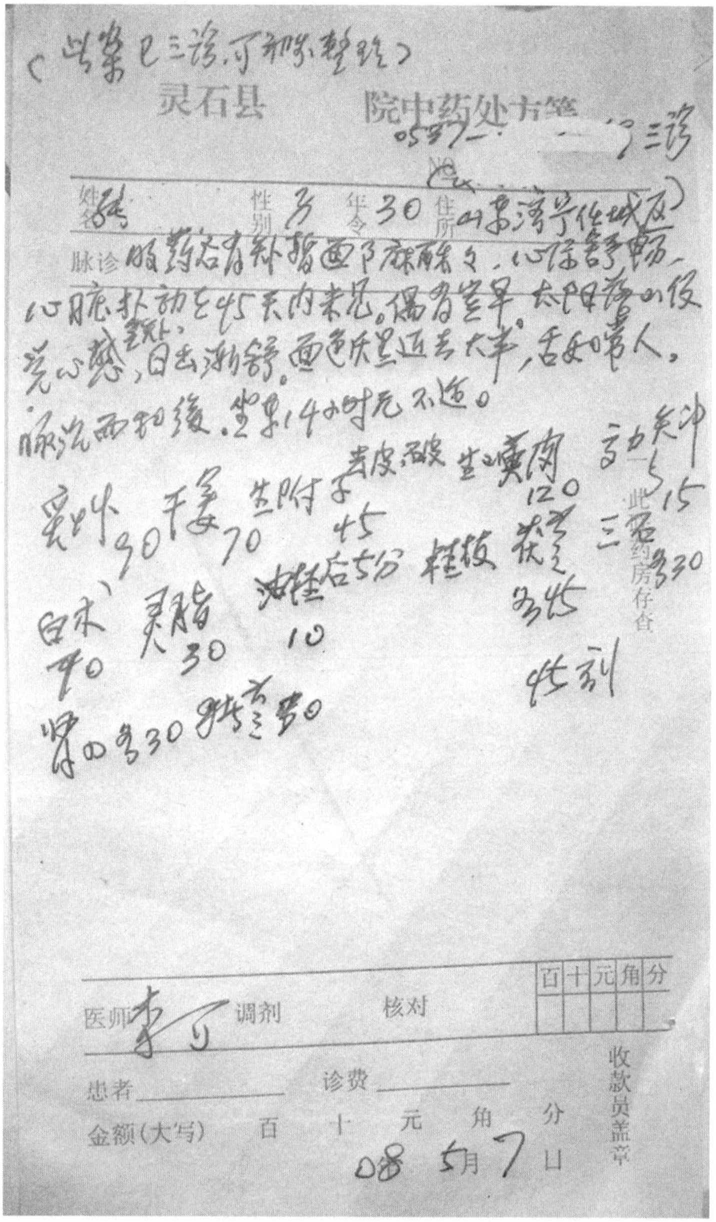
（此案已三诊，可加深整理）

灵石县 院中药处方笺

三诊

NO

姓名 性别 男 年令 30 住所 山东省潍坊

脉诊 服药后自觉心际舒畅，心脏扑动已45天内未见。偶有室早，太阳落山后觉心憋，日出渐舒。面色灰黑退去大半，舌如常人。脉沉而和缓。坐车14小时无不适。

炙甘草30 干姜70 生附子45 山萸肉120 高丽参（另炖冲）15 三石各30

白术40 灵脂30 油桂后5分10 桂枝 茯苓各45

肾四各30

45剂

此联药房存查

医师 李可	调剂	核对	百	十	元	角	分

患者 诊费

金额（大写） 百 十 元 角 分

08 5月7日

收款员盖章

2008 年 7 月 10 日四诊：自觉较 2007 年有明显改善。

方 1：瓜蒌 45g　薤白 30g　野丹参 120g　檀香、降香、沉香、砂仁（各）10g　桃仁 30g　五灵脂 30g　生半夏 45g　茯苓 45g　高丽参 15g　制附片 100g（日加 10g，至 200g 为度）　干姜 90g　炙草 60g　生山萸肉 90g　生姜 45g　白酒 150ml

胸憋痰阻减轻多半后去瓜蒌、薤白、白酒

每旬七剂，42 剂。

方 2：苏合香丸 2 丸，早晚各 1 丸。

方 3：固本散加尖贝 100g，沉香 50g，蛤蚧 10 对，油桂 50g，生水蛭 100g。每次 5g，日 3 次。

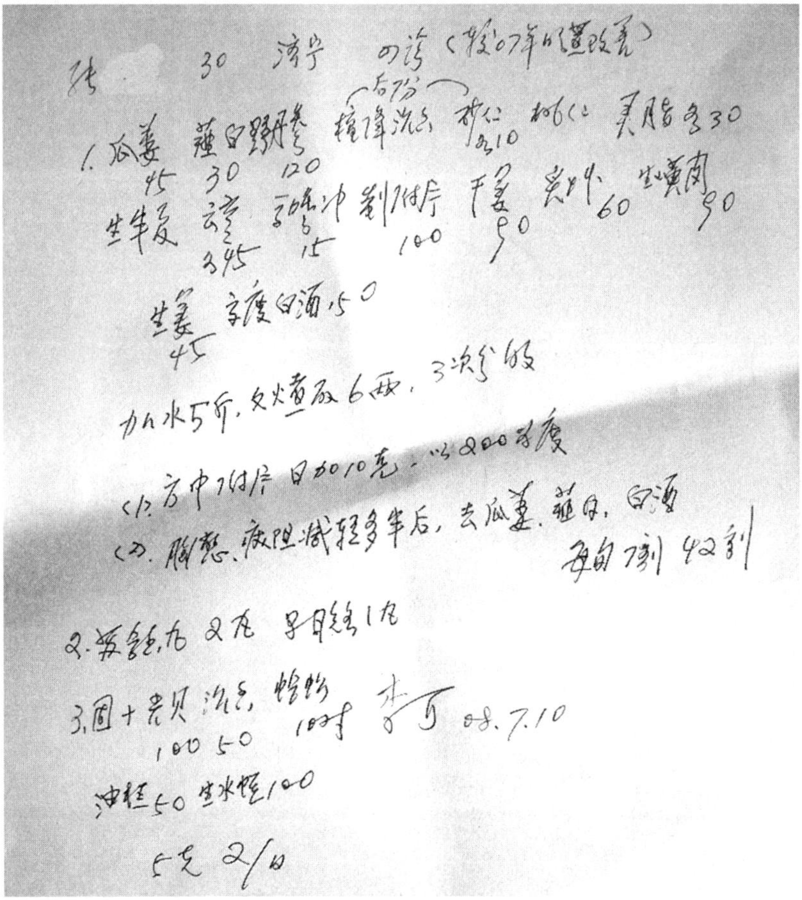
四诊（较07年明显改善）
1.瓜蒌 薤白 野丹参 檀降沉香 砂仁 各10 桃仁 灵脂 各30
45 30 120
生半夏 云苓 高丽参 制附片 干姜 炙草 生山萸肉
各45 15 100 90 60 90
生姜 白酒150
45
加水5斤，文火煮取6两，3次分服
(1)方中附片日加10克，以200为度
(2)胸憋、痰阻减轻多半后，去瓜蒌、薤白、白酒
每旬7剂 42剂
2.苏合香丸 2丸 早晚各1丸
3.固本+尖贝 沉香 蛤蚧
100 50 10对 李可 08.7.10
油桂50 生水蛭100
5克 3/日

2008年10月11日，五诊：面晦暗，时发心衰，时喘。

生黄芪250g　野丹参120g　檀香、降香、沉香、砂仁、油桂（各）10g　桂枝45g　桃仁30g　五灵脂30g　高丽参15g　制附片100g（日加10g，至200g）　干姜90g　生山萸肉90g　三石（各）30g　肾四味（各）30g　生姜45g　核桃6枚。

每旬七剂，42剂。

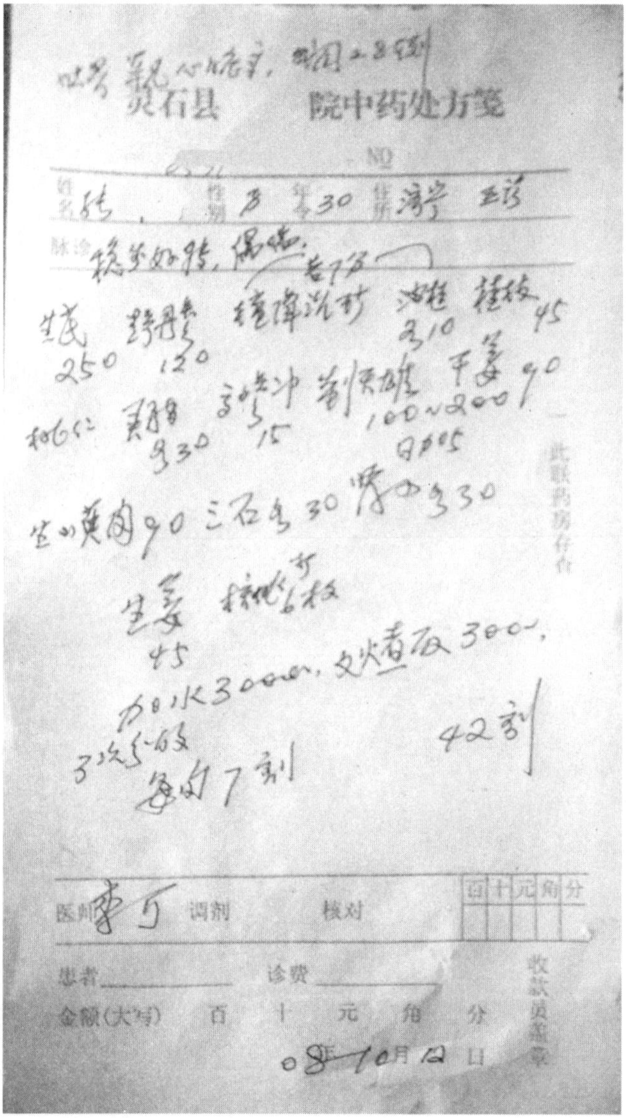
灵石县　　院中药处方笺

NO

姓名　性别 男　年龄 30　住址

脉诊

生芪 250　野丹参 120　檀降沉砂　油桂 各10　桂枝 45

桃仁　五灵脂 各30　高丽参 15　制附片 100~200　干姜 90

生山萸肉 90　三石 各30　肾四味 各30

生姜 45　核桃 6枚

加水3000ml，文火煮取300ml，

3次分服

每旬7剂　　42剂

医师 李可　调剂　核对

患者　诊费

金额(大写)　百　十　元　角　分

08年10月12日

此联药房存查

收款员盖章

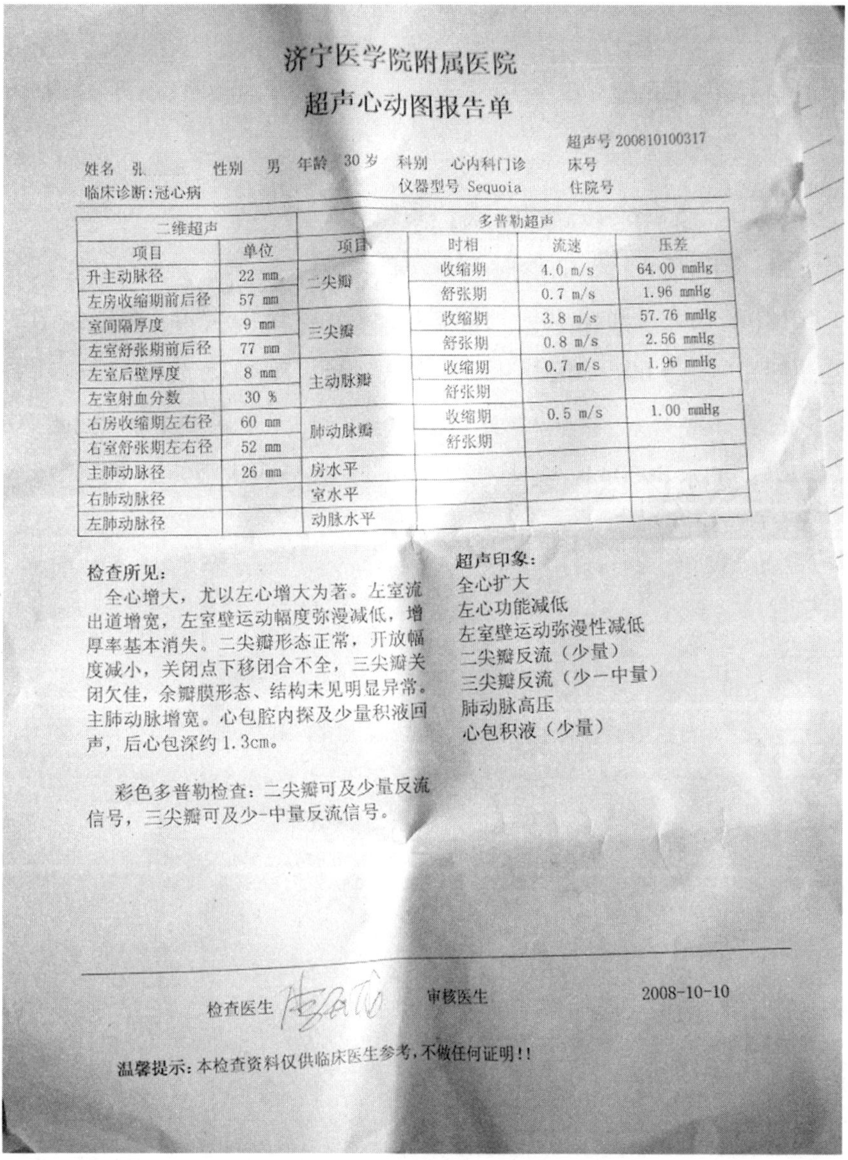

济宁医学院附属医院

超声心动图报告单

超声号 200810100317

姓名 张　性别 男　年龄 30岁　科别 心内科门诊　床号

临床诊断:冠心病　仪器型号 Sequoia　住院号

二维超声		多普勒超声			
项目	单位	项目	时相	流速	压差
升主动脉径	22 mm	二尖瓣	收缩期	4.0 m/s	64.00 mmHg
左房收缩期前后径	57 mm		舒张期	0.7 m/s	1.96 mmHg
室间隔厚度	9 mm	三尖瓣	收缩期	3.8 m/s	57.76 mmHg
左室舒张期前后径	77 mm		舒张期	0.8 m/s	2.56 mmHg
左室后壁厚度	8 mm	主动脉瓣	收缩期	0.7 m/s	1.96 mmHg
左室射血分数	30 %		舒张期		
右房收缩期左右径	60 mm	肺动脉瓣	收缩期	0.5 m/s	1.00 mmHg
右室舒张期左右径	52 mm		舒张期		
主肺动脉径	26 mm	房水平			
右肺动脉径		室水平			
左肺动脉径		动脉水平			

检查所见:

全心增大，尤以左心增大为著。左室流出道增宽，左室壁运动幅度弥漫减低，增厚率基本消失。二尖瓣形态正常，开放幅度减小，关闭点下移闭合不全，三尖瓣关闭欠佳，余瓣膜形态、结构未见明显异常。主肺动脉增宽。心包腔内探及少量积液回声，后心包深约1.3cm。

彩色多普勒检查：二尖瓣可及少量反流信号，三尖瓣可及少-中量反流信号。

超声印象:

全心扩大

左心功能减低

左室壁运动弥漫性减低

二尖瓣反流（少量）

三尖瓣反流（少一中量）

肺动脉高压

心包积液（少量）

检查医生　　审核医生　　2008-10-10

温馨提示:本检查资料仅供临床医生参考,不做任何证明!!

2008年12月，其家人电告，病故。

张涵记录并整理

冠心病心衰

张某某，女，62 岁，灵石人。

2006 年 9 月 9 日，面诊冠心病、心衰。

制附片 100g　油桂 10g　桂枝 45g　沉香 0.5g（冲）　砂仁米 30g（姜汁炒）　山药 60g　茯苓 45g　泽泻 30g　生晒参 30g　三石（各）30g　煅紫石英 45g　炙草 120g　龟甲 6g（打）　五灵脂 30g　白术 70g　干姜 70g，加水 3000ml，文火煮取 500ml，日分 3 次服，20 剂。

电话告知已愈。

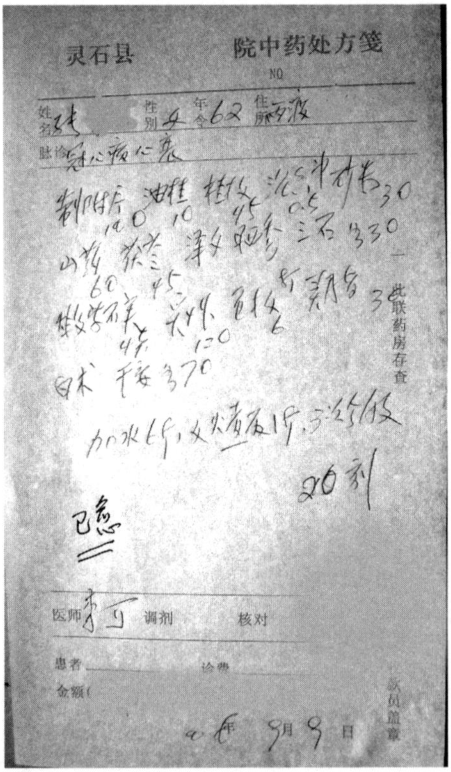

张涵记录并整理

风心病 1 例

关某，女，63 岁，太原人。

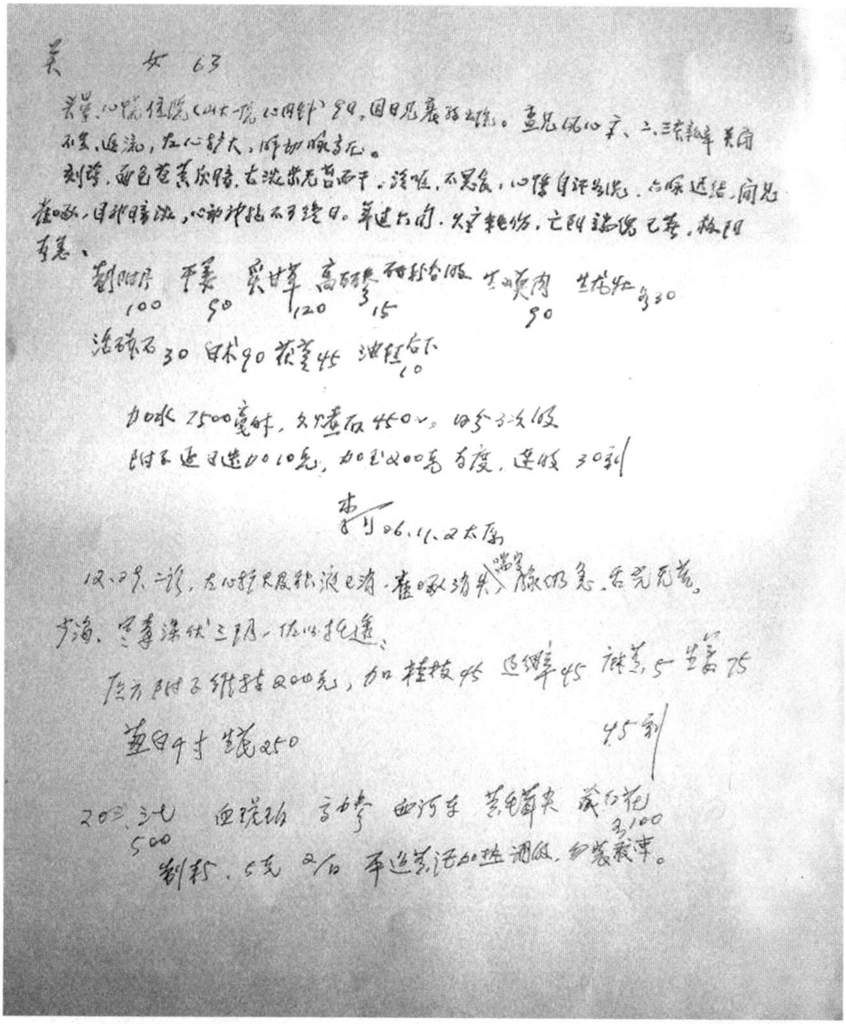

关 女 63

患风心病住院(山大一院心内科)9日，因日见衰竭出院。查见风心病、二、三尖瓣关闭不全、返流，左心扩大，肺动脉高压。

刻诊：面色苍黄灰暗，舌淡紫无苔而干，绝食，不思食，心悸自汗，喘促，六脉迟结，间见雀啄，且非时汗出，心动神摇不可终日。年过六旬，久病耗伤，元阳欲脱已著，救阳为急。

制附片 100 干姜 90 炙甘草 120 高丽参(另)15 研粉冲服 山萸肉 90 生龙牡各 30

活磁石 30 白术 90 茯苓 45 油桂后下 10

加水 2500 毫升，文火煮取 450ml，日分 3 次服

附子逐日递加 10 克，加至 200 克为度，连服 30 剂

李可 06.11.2 太原

12.29 二诊，左心扩大及积液已消，雀啄消失，喘定，脉仍急，舌光无苔。

阴竭，寒邪深伏三阴，依法托透：

原方附子继增 200 克，加桂枝 45 细辛 45 麻黄 5 生姜 75

葱白 4 寸 生姜 250　　45 剂

20? 三七 血琥珀 高丽参 血河车 紫油桂 藏红花 各 100 500

制粉，5 克 2/日 ……加蜂调服，以善其后。

头晕、心慌住院9天（山大一院心内科），因日渐衰弱出院。查见风心病，二、三尖瓣关闭不全、反流，左心房扩大，肺动脉高压。2006年11月2日于太原一诊：面色苍黄晦暗，舌淡紫无苔而干，泛呕，不思食；心悸自汗如洗；六脉迟结，间见雀啄，目神暗淡，心动神摇不可终日。年过六旬，久病耗伤，亡阳端倪已著，救阳为急：

制附片100g　干姜90g　高丽参15g（冲）　炙草120g　生山萸肉90g　生龙牡（各）30g　活磁石30g　白术90g　茯苓45g　油桂10g（后），加水2500ml，煮取450ml，日分3次服。方中制附片逐日迭加10g至200g为度，连服30剂。

2006年12月29日，二诊：左心扩大及积液已消，雀啄消失，喘定。脉仍急，舌光无苔，少渴。寒毒深伏三阴，佐以托透：

方1：原方加桂枝45g　辽细辛45g　麻黄5g　生姜75g　葱白4寸　生黄芪250g，45剂。

方2：固本散加藏红花100g，制粉，黄酒调服。

2007年4月随访，满面红光，居住六楼，上下自如，每天坚持晨练，并上老年大学。

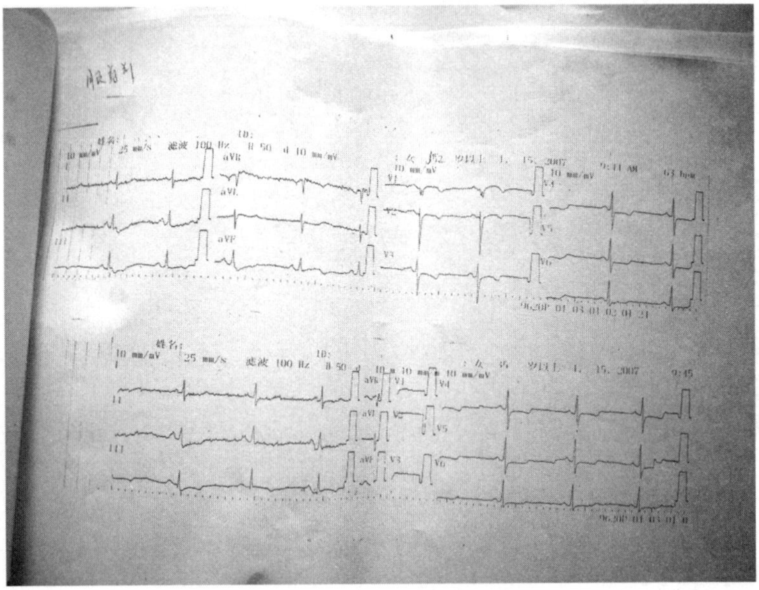

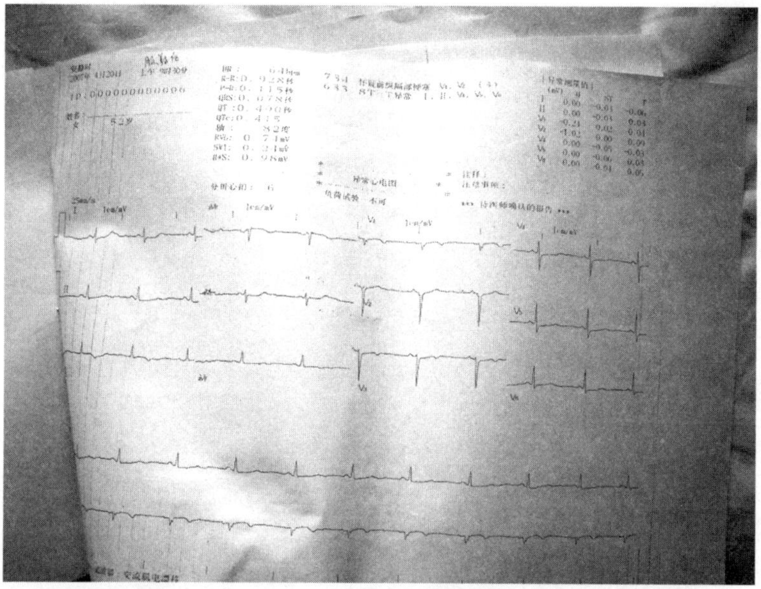

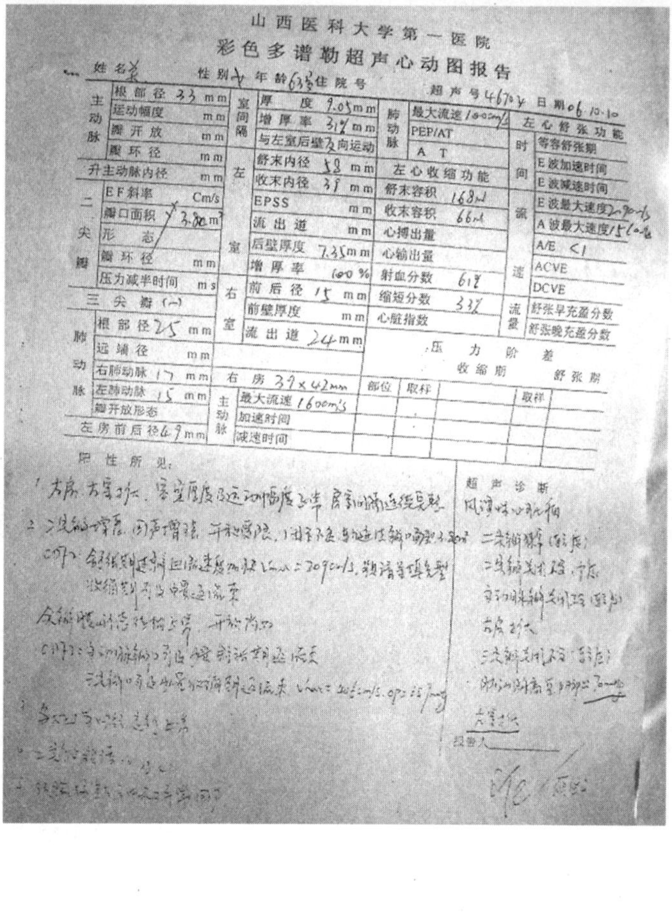
山西医科大学第一医院
彩色多谱勒超声心动图报告

姓名 性别女 年龄63岁 住院号 超声号4670 日期06.10.10

主动脉：根部径 33 mm；运动幅度 mm；瓣开放 mm；瓣环径 mm
升主动脉内径 mm
二尖瓣：EF斜率 Cm/s；瓣口面积 3.80 m；形态；瓣环径 mm；压力减半时间 ms
三尖瓣(—)
肺动脉：根部径 25 mm；远端径 mm；右肺动脉 17 mm；左肺动脉 15 mm；瓣开放形态
左房前后径 49 mm
室间隔：厚度 9.05 mm；增厚率 31% mm；与左室后壁反向运动
左室：舒末内径 58 mm；收末内径 39 mm；EPSS mm；流出道 mm；后壁厚度 7.35 mm；增厚率 100 %
右室：前后径 15 mm；前壁厚度 mm；流出道 24 mm
右房 37×42 mm
主动脉：最大流速 160cm/s；加速时间；减速时间
肺动脉：最大流速 100cm/s；PEP/AT；AT
左心收缩功能：舒末容积 168ml；收末容积 66ml；心搏出量；心输出量；射血分数 61%；缩短分数 33%；心脏指数
左心舒张功能：时间：等容舒张期；E波加速时间；E波减速时间；流速：E波最大速度；A波最大速度；A/E <1；ACVE；DCVE；流量：舒张早充盈分数；舒张晚充盈分数
压力阶差：部位；取样；收缩期；舒张期；取样

阳性所见：

超声诊断

报告人

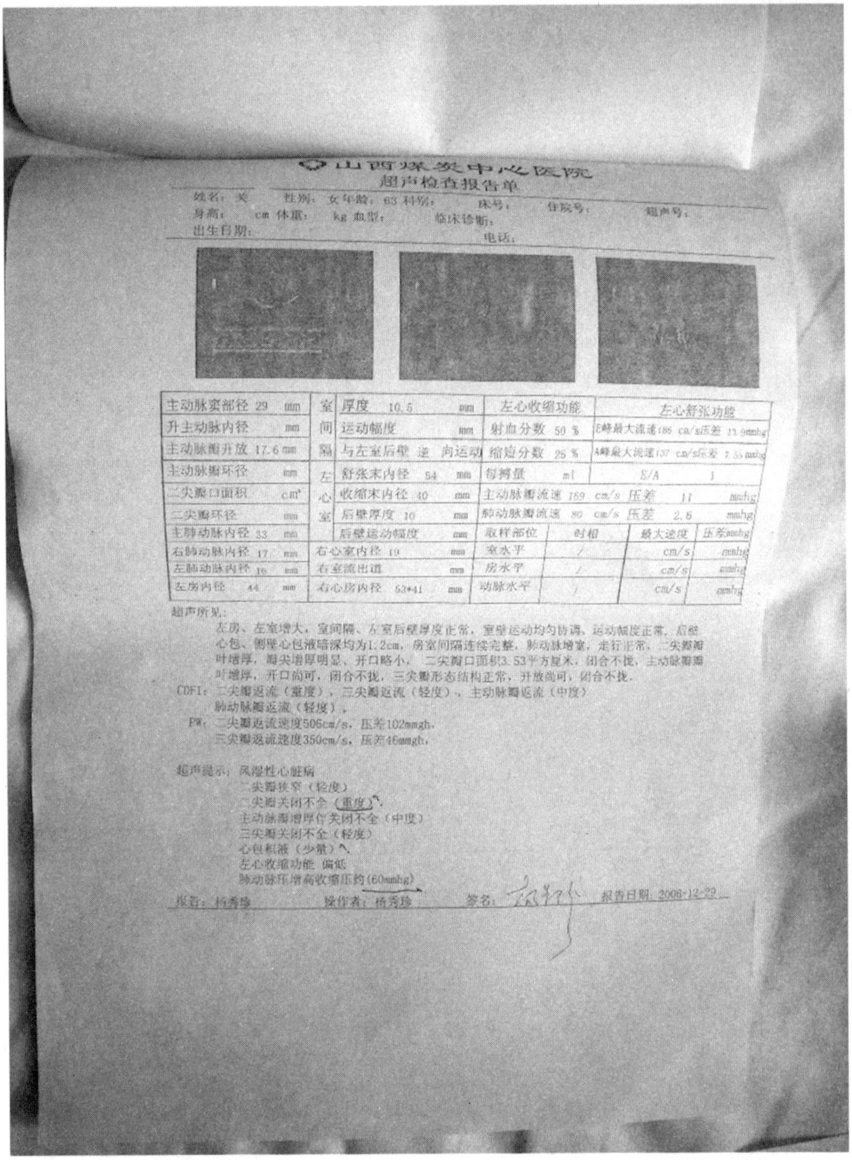

山西煤炭中心医院
超声检查报告单

姓名：关　性别：女 年龄：63 科别：　床号：　住院号：　超声号：
身高：　cm 体重：　kg 血型：　临床诊断：
出生日期：　电话：

主动脉窦部径 29 mm	室	厚度 10.5 mm	左心收缩功能	左心舒张功能		
升主动脉内径 mm	间	运动幅度 mm	射血分数 50 %	E峰最大流速186 cm/s压差 13.9mmhg		
主动脉瓣开放 17.6 mm	隔	与左室后壁 逆 向运动	缩短分数 25 %	A峰最大流速137 cm/s压差 7.55 mmhg		
主动脉瓣环径 mm	左	舒张末内径 54 mm	每搏量 ml	E/A 1		
二尖瓣口面积 cm²	心	收缩末内径 40 mm	主动脉瓣流速 169 cm/s 压差 11 mmhg			
二尖瓣环径 mm	室	后壁厚度 10 mm	肺动脉瓣流速 80 cm/s 压差 2.6 mmhg			
主肺动脉内径 33 mm		后壁运动幅度 mm	取样部位	时相	最大速度	压差mmhg
右肺动脉内径 17 mm	右心室内径 19 mm		室水平	/	cm/s	mmhg
左肺动脉内径 16 mm	右室流出道 mm		房水平	/	cm/s	mmhg
左房内径 44 mm	右心房内径 53*41 mm		动脉水平	/	cm/s	mmhg

超声所见：

左房、左室增大，室间隔、左室后壁厚度正常，室壁运动均匀协调、运动幅度正常，后壁心包、侧壁心包液暗深均为1.2cm，房室间隔连续完整，肺动脉增宽，走行正常，二尖瓣瓣叶增厚，瓣尖增厚明显、开口略小，二尖瓣口面积3.53平方厘米，闭合不拢，主动脉瓣瓣叶增厚，开口尚可，闭合不拢，三尖瓣形态结构正常，开放尚可，闭合不拢。

CDFI：二尖瓣返流（重度），三尖瓣返流（轻度）、主动脉瓣返流（中度）肺动脉瓣返流（轻度）。

PW：二尖瓣返流速度506cm/s，压差102mmgh，
三尖瓣返流速度350cm/s，压差46mmgh，

超声提示：风湿性心脏病
二尖瓣狭窄（轻度）
二尖瓣关闭不全（重度）
主动脉瓣增厚伴关闭不全（中度）
三尖瓣关闭不全（轻度）
心包积液（少量）
左心收缩功能 偏低
肺动脉压增高收缩压约(60mmhg)

报告：杨秀珍　操作者：杨秀珍　签名：　报告日期：2008-12-29

张涵记录并整理

风湿性联合瓣膜病

钟某，女，27 岁，襄樊人。

2007 年 8 月 11 日，一诊：风心病查出 11 年，消瘦萎黄，两颧褐斑，动则喘，颈脉动甚，冬恶寒，夏畏热，心动震衣，自觉心动神摇，欲跳出腔外。常年感冒缠绵，咳喘，肩胯痛，2006 年 12 月一月内大汗身痛，过后似有缓解。食纳可，大便调。腹胀大绷急，小便少。已闭经 8 个月。舌暗中腻边紫。脉微细。寒伏三阴重症，五脏已伤，幸胃气尚可，托法：

方 1： 生北芪 250g　制附片 100g　辽细辛 45g　高丽参 15g（冲）　五灵脂 30g　桂枝 45g　赤芍 45g　干姜 90g　桃仁 30g　生山萸肉 90g　三石（各）30g　炙草 150g　麻黄 10g　虫衣 20g　生姜 45g　大枣 20 枚　葱白 4 寸，加水 3000ml，文火煮 2 小时，去滓浓缩至 300ml，日分 3 次服。30 剂。

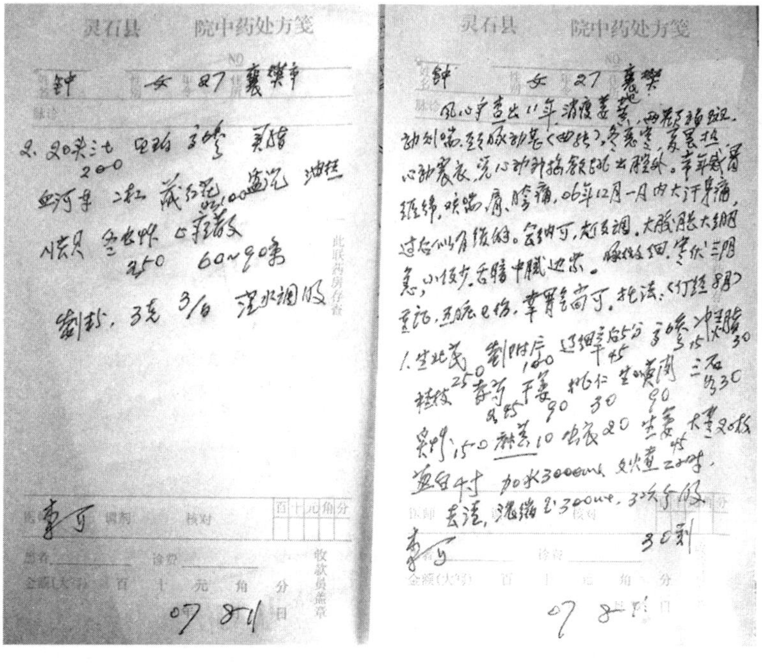

方2：固本散加藏红花100g，盔沉油桂、尖贝、冬虫夏草各50g，止痉散60～90g，制粉，热黄酒调服，每次3g，每日3次。

2007年9月16日，二诊：仍腹大如瓮，无汗尿少，喉间有水鸡声，重在上焦：

麻黄15g　桂枝45g　赤芍45g　炙草60g　生半夏50g　干姜100g　五味子30g　辽细辛45g　制附片150g　高丽参30g　生姜50g　大枣12枚　葱白1尺　紫油桂12g（冲），5剂。

得畅汗改下方：

制附片200g　白芷90g　茯苓45g　干姜90g　桂枝45g　猪苓30g　泽泻45g　车前子10g（包）　油桂6g（冲），15剂。

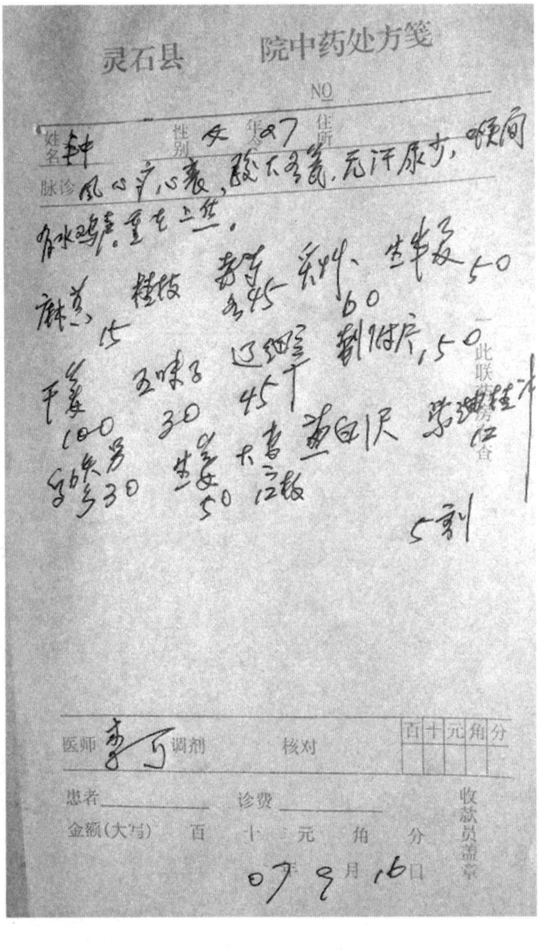

灵石县　　院中药处方笺

NO

姓名 钟　性别 女　年令 97　住所

脉诊 风心病心衰，腹大如瓮，无汗尿少，喉间有水鸡声，重在上焦。

麻黄15　桂枝　赤芍 各45　炙草60　生半夏50

干姜100　五味子30　辽细辛45　制附片150

高丽参30　生姜50　大枣12枚　葱白1尺　紫油桂12冲

5剂

此联药房存查

医师 李可　调剂　核对　百 十 元 角 分

患者　诊费

金额（大写）　百　十　元　角　分

07年9月16日

收款员盖章

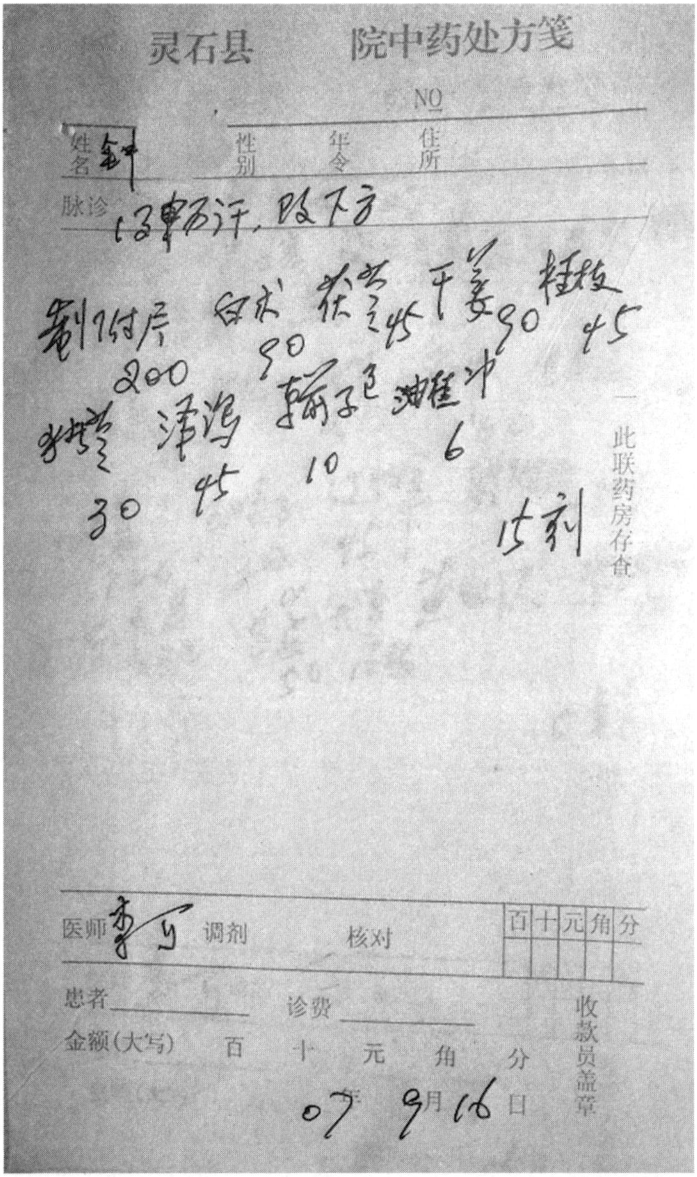
灵石县　　院中药处方笺

NO

姓名　性别　年令　住所

脉诊

此联药房存查

医师　调剂　核对　百 十 元 角 分

患者　诊费　收款员盖章

金额(大写)　百　十　元　角　分

年　月　日

2007 年 11 月 2 日，三诊：前方服后未见速效。

又赴北京阜外医院，医院建议手术，未果。又来灵石求诊。

方 1：生芪 250g　制附片 200g　高丽参 15g（冲）　油桂 10g　生山萸肉 90g　三石（各）30g　桂枝 45g　丹参 120g　檀香、降香、砂仁（各）10g　桃仁泥 30g　红花 30g　茯苓 45g　猪苓 30g　泽泻 30g　白

术45g　车前子10g（包）　干姜45g　芦根45g　炙草120g　生姜45g　大枣12枚，30剂。

方2：苏合香丸，1丸，日2次。

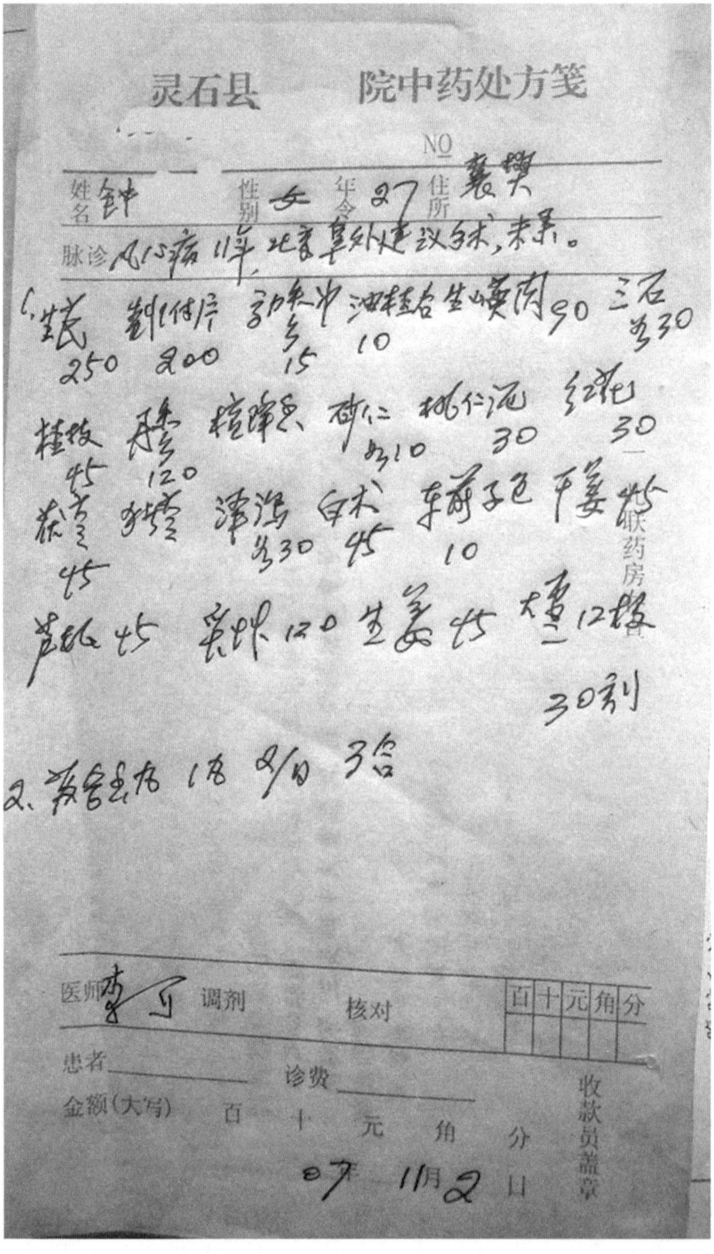
灵石县　　院中药处方笺

NO

姓名 钟　性别 女　年令 27　住所

脉诊

30剂

医师 李可　调剂　核对

百	十	元	角	分

患者　　诊费

金额（大写）　百　十　元　角　分

07年11月2日

收款员盖章

联药房

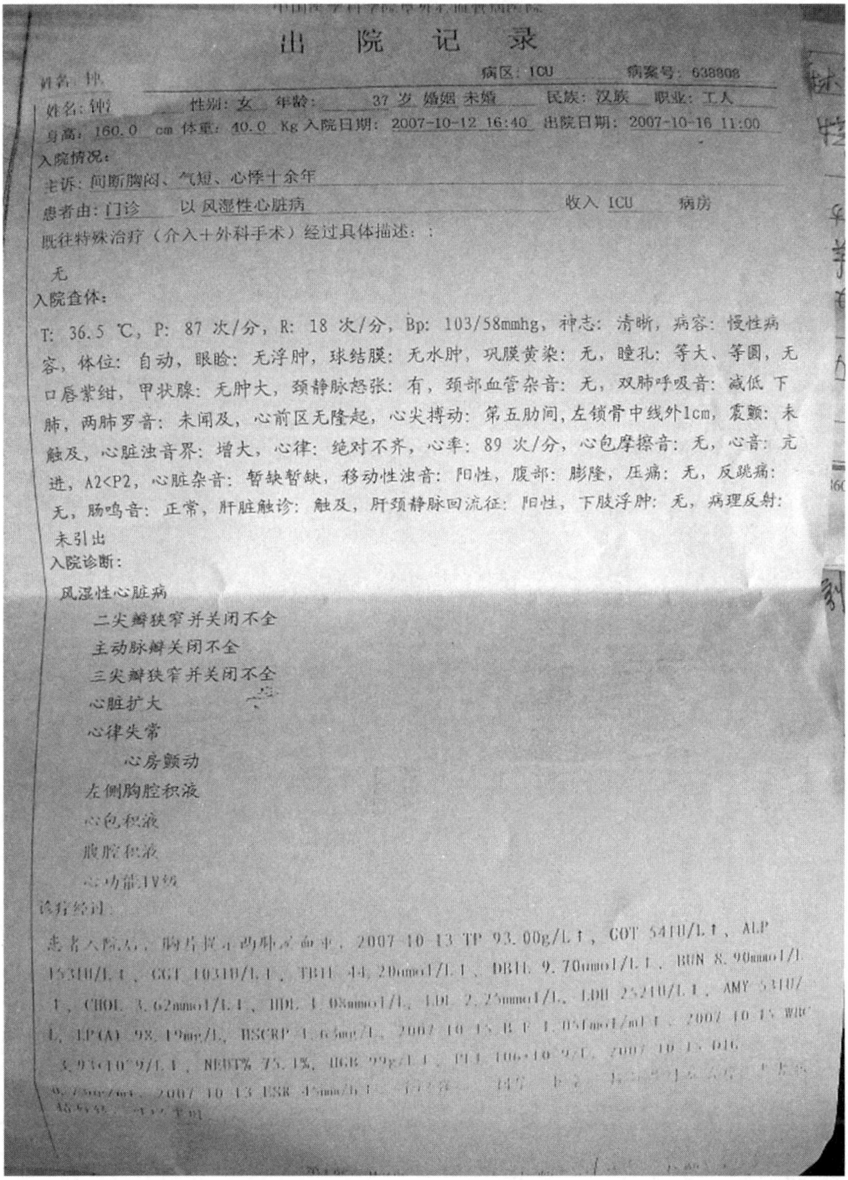

出院记录

病区：ICU 病案号：638808

姓名：钟 性别：女 年龄：37岁 婚姻 未婚 民族：汉族 职业：工人

身高：160.0 cm 体重：40.0 Kg 入院日期：2007-10-12 16:40 出院日期：2007-10-16 11:00

入院情况：

主诉：间断胸闷、气短、心悸十余年

患者由：门诊 以 风湿性心脏病 收入 ICU 病房

既往特殊治疗（介入＋外科手术）经过具体描述：：

无

入院查体：

T: 36.5 ℃，P: 87 次/分，R: 18 次/分，Bp: 103/58mmhg，神志：清晰，病容：慢性病容，体位：自动，眼睑：无浮肿，球结膜：无水肿，巩膜黄染：无，瞳孔：等大、等圆，无口唇紫绀，甲状腺：无肿大，颈静脉怒张：有，颈部血管杂音：无，双肺呼吸音：减低 下肺，两肺罗音：未闻及，心前区无隆起，心尖搏动：第五肋间，左锁骨中线外1cm，震颤：未触及，心脏浊音界：增大，心律：绝对不齐，心率：89 次/分，心包摩擦音：无，心音：亢进，A2<P2，心脏杂音：暂缺暂缺，移动性浊音：阳性，腹部：膨隆，压痛：无，反跳痛：无，肠鸣音：正常，肝脏触诊：触及，肝颈静脉回流征：阳性，下肢浮肿：无，病理反射：未引出

入院诊断：

风湿性心脏病

二尖瓣狭窄并关闭不全

主动脉瓣关闭不全

三尖瓣狭窄并关闭不全

心脏扩大

心律失常

心房颤动

左侧胸腔积液

心包积液

腹腔积液

心功能Ⅳ级

诊疗经过：

患者入院后，胸片提示两肺淤血，2007-10-13 TP 93.00g/L↑，GOT 54IU/L↑，ALP 153IU/L↑，GGT 103IU/L↑，TBIL 44.20umol/L↑，DBIL 9.70umol/L↑，BUN 8.90mmol/L↑，CHOL 3.62mmol/L↓，HDL 1.08mmol/L，LDL 2.25mmol/L，LDH 252IU/L↑，AMY 53IU/L，LP(A) 98.19mg/L，HSCRP 1.65mg/L，2007-10-15 B F 1.05fmol/ml↑，2007-10-15 WBC 3.93×10^9/L↓，NEUT% 75.1%，HGB 99g/L↓，PLT 106×10^9/L，2007-10-15 D16 0.73ug/ml，2007-10-13 ESR 45mm/h↑

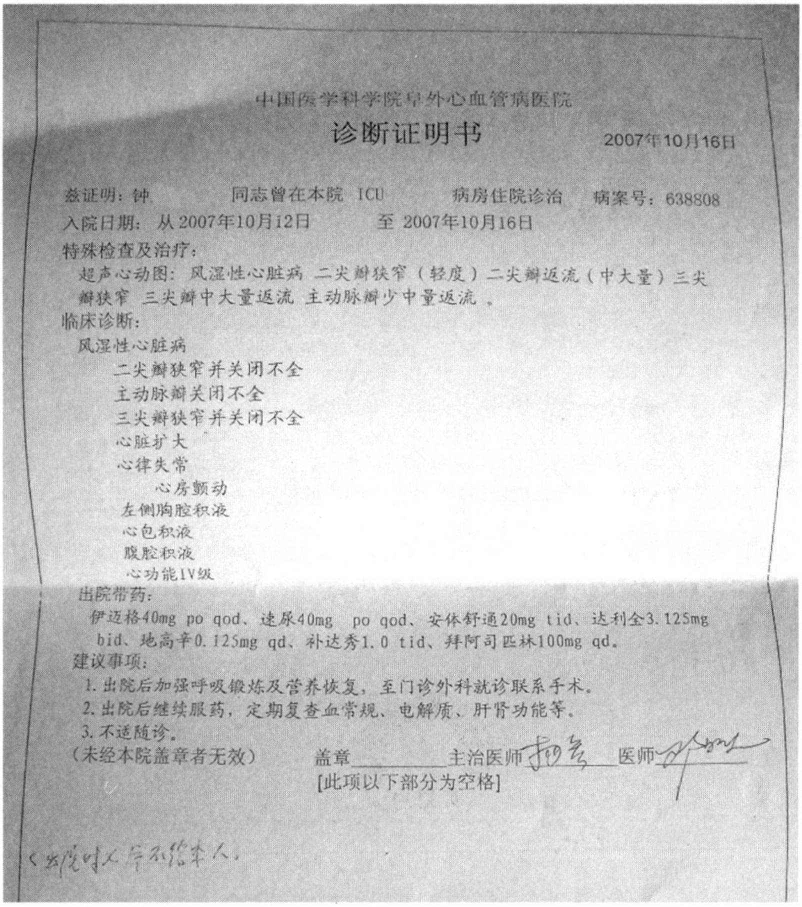

中国医学科学院阜外心血管病医院

诊断证明书

2007年10月16日

兹证明：钟　　　　同志曾在本院 ICU　　　病房住院诊治　病案号：638808

入院日期：从2007年10月12日　　　　至 2007年10月16日

特殊检查及治疗：

超声心动图：风湿性心脏病 二尖瓣狭窄（轻度）二尖瓣返流（中大量）三尖瓣狭窄 三尖瓣中大量返流 主动脉瓣少中量返流 。

临床诊断：

风湿性心脏病

二尖瓣狭窄并关闭不全

主动脉瓣关闭不全

三尖瓣狭窄并关闭不全

心脏扩大

心律失常

心房颤动

左侧胸腔积液

心包积液

腹腔积液

心功能Ⅳ级

出院带药：

伊迈格40mg po qod、速尿40mg po qod、安体舒通20mg tid、达利全3.125mg bid、地高辛0.125mg qd、补达秀1.0 tid、拜阿司匹林100mg qd。

建议事项：

1. 出院后加强呼吸锻炼及营养恢复，至门诊外科就诊联系手术。
2. 出院后继续服药，定期复查血常规、电解质、肝肾功能等。
3. 不适随诊。

（未经本院盖章者无效）　　盖章＿＿＿＿主治医师＿＿＿＿医师＿＿＿＿

[此项以下部分为空格]

《出院时X片不给本人。

抄方心得

重症痼疾，非旬日可瘳。病之来非一日之积，病之去亦绝非旬日之功。譬犹舟在江湖，两岸辽阔不可见，只需认定方向，断无不到之岸。若信心不坚，左右不定，则难离苦海。此患者亦曾多方求医，见服中药50剂尚无显效，已信心不坚，又去寻求西医方法，但对手术又有顾虑，手术费用也承担不起。只得重新回头，服用中药。

有些病非但患者要坚定信心，医者本身也要有足够的定力、自信。若见药无速效则频频更方，则顽症痼疾不能痊愈。

2008年1月5日，四诊：已服药45剂，腹水消尽，颈脉动已隐。

方1： 炙草60g　干姜30g　生附子30g　高丽参15g（冲）　生山萸肉90g　三石各30g　桂枝45g　白术45g　茯苓45g　猪苓30g　泽泻30g　油桂15g　车前子10g（包）　桃仁泥30g　红花30g　生姜45g　大枣12枚，每旬7剂，35剂。

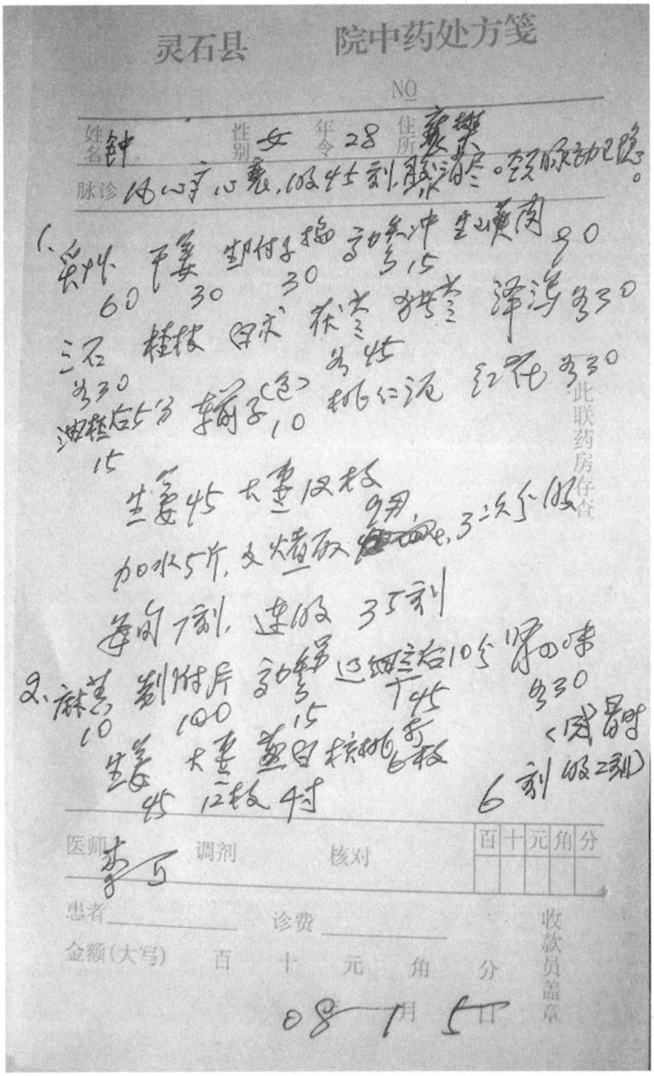

2008年3月2日，五诊：患者自诉服药后变化：腹水有反复，仍小便不利，需服利尿西药。月经仍然没来潮。喉间水鸡声消失，但俯仰有滞闷感，喉间痒。不耐劳累，心率仍快。

仍未脱险，固下开上破瘀浊。

方： 炙草 90g　干姜 60g　生附子 45g　麻黄 10g　辽细辛 45g　高丽参 15g　生山萸肉 90g　三石（各）30g　野丹参 120g　檀、降、沉香、砂仁（各）10g　桂枝 45g　桃仁 30g　五灵脂 30g　大黄䗪虫丸 4 丸　苏合香丸 2 丸　生姜 45g　葱白 4 寸，30 剂。

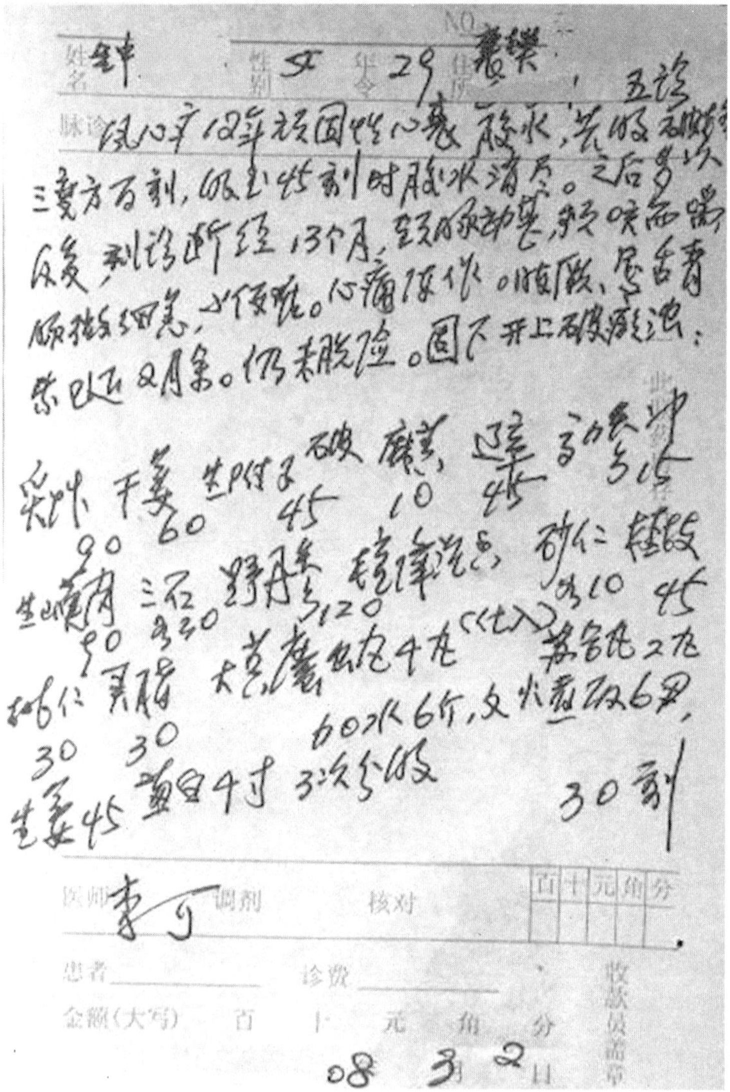

2008年4月13日，六诊：

患者自诉服药后反应：白天咳减轻，夜晚重，咯出许多痰。胸部觉较前轻松许多，尿少，月经未来潮。

痰窠已破，续予托透：

方1： 炙草120g　干姜90g　生附子90g　瓜蒌45g　薤白30g　生半夏50g　桂枝45g　桃仁30g　生山萸肉90g　高丽参15g　三石各30g　大黄䗪虫丸4丸　麻黄10g　辽细辛45g　生姜50g　大枣12枚　白酒三两，30剂。10剂后去瓜蒌、薤白、白酒。

方2： 苏合香丸，1丸，日2次。

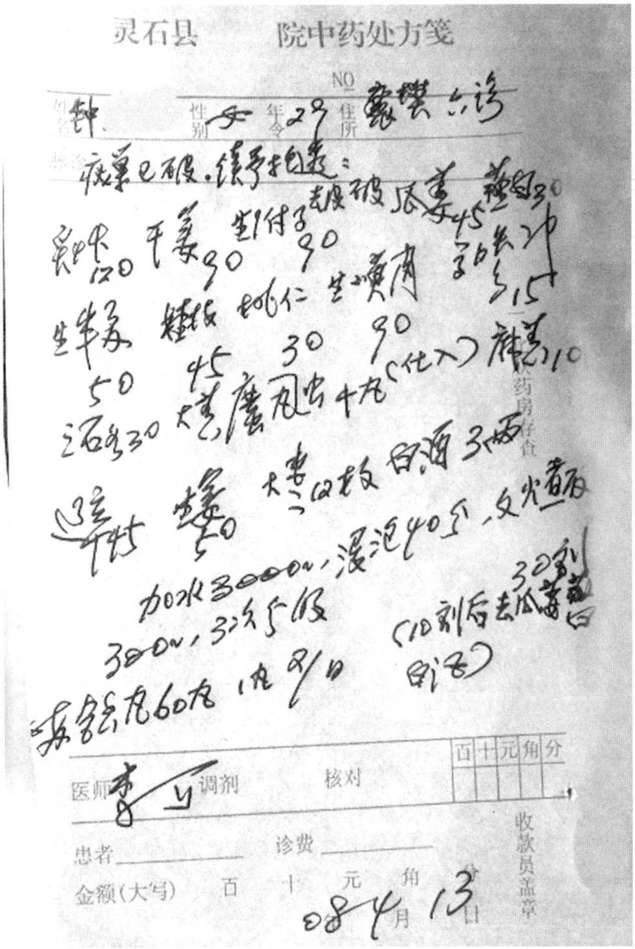
灵石县　　院中药处方笺

NO

姓名 钟　性别 女　年龄 29　住所 ……六诊

诊断

痰窠已破，续予托透：

炙草120　干姜90　生附子90　瓜蒌45　薤白30　高丽参15

生半夏50　桂枝45　桃仁30　生山萸肉90

三石各30　大黄䗪虫丸4丸（化入）　麻黄10

辽细辛45　生姜50　大枣12枚　白酒3两

加水3000ml，浸泡40分，文火煮取300ml，3次分服　30剂（10剂后去瓜蒌薤白白酒）

苏合香丸60丸　1丸 2/日

医师 李可　调剂　核对

患者　诊费

金额(大写)　百　十　元　角　分

08 4月13日

收款员盖章

2008年5月22日，七诊：守方，30剂。

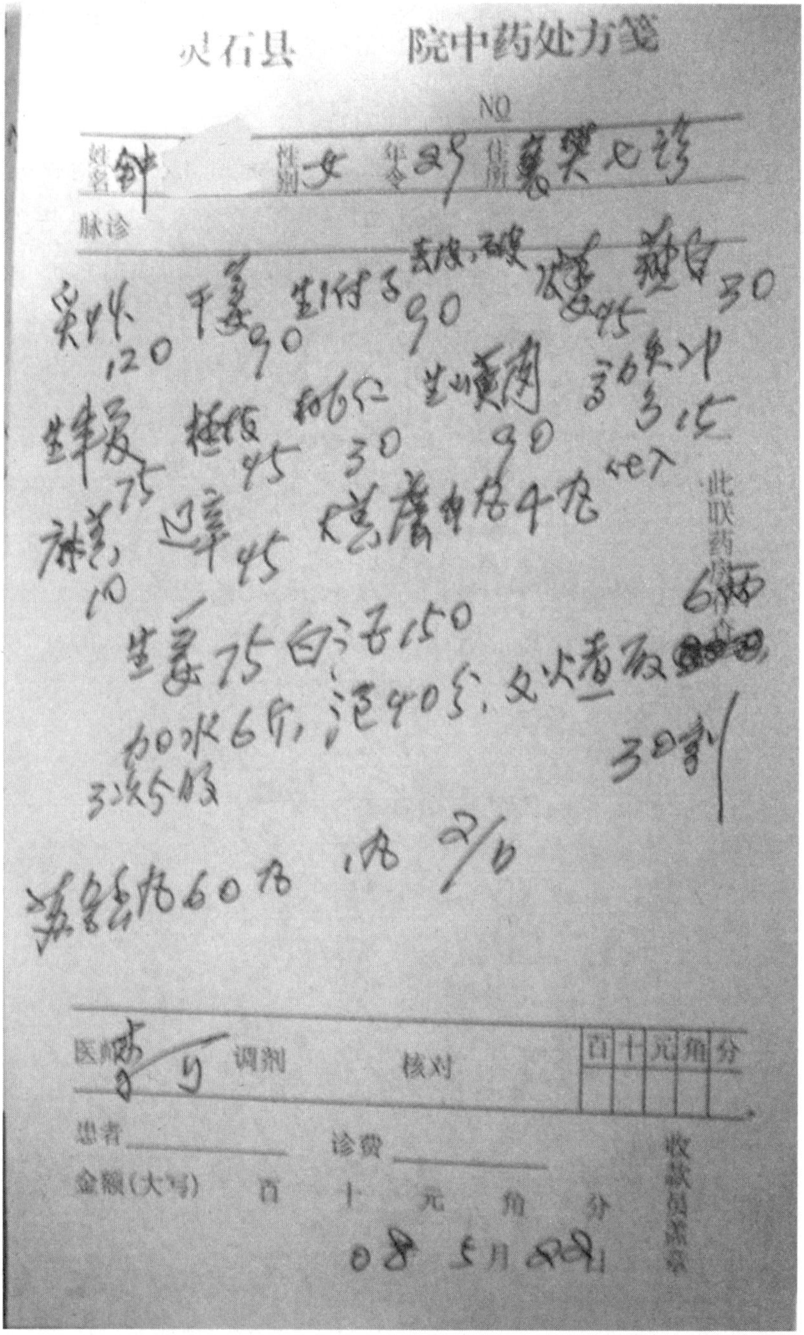

2008年7月2日，八诊：心脏周围发痒，汗畅，食纳不香。脉已无结代象，入夜喉间痰鸣，已不喘。守方，30剂。

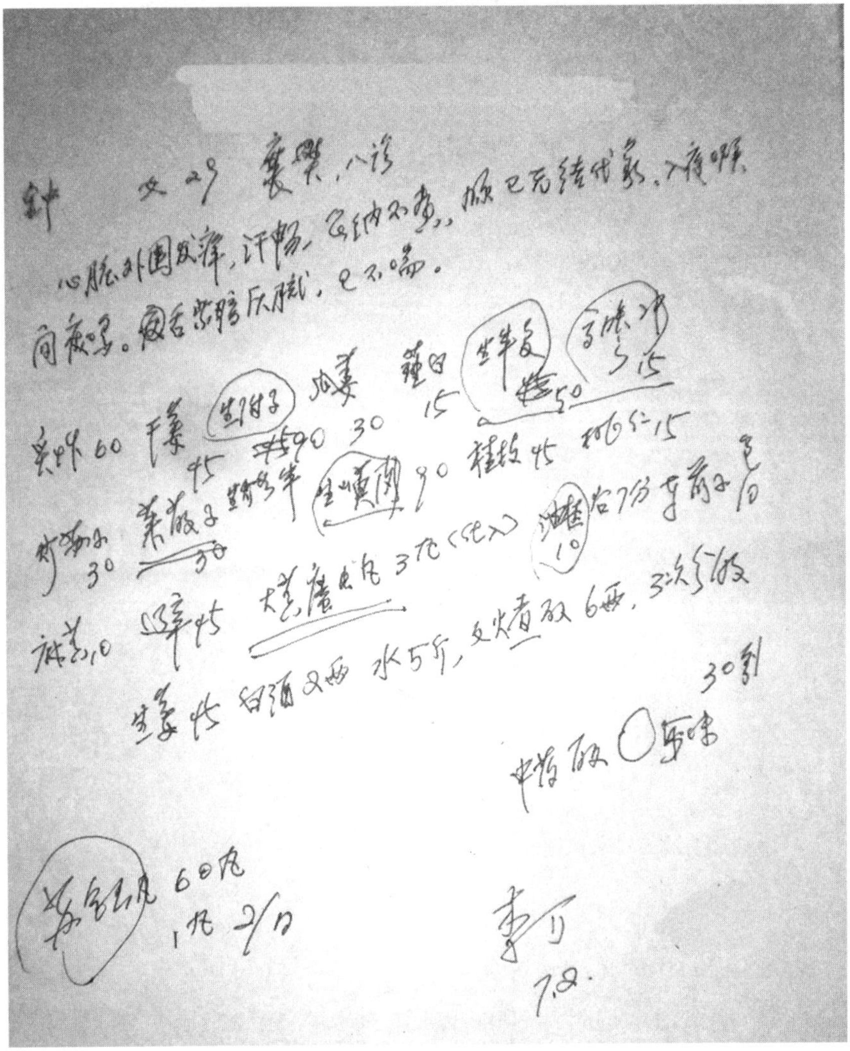

2008年8月15日，九诊：守方，30剂。

2008年9月27日，十诊：守方，30剂。

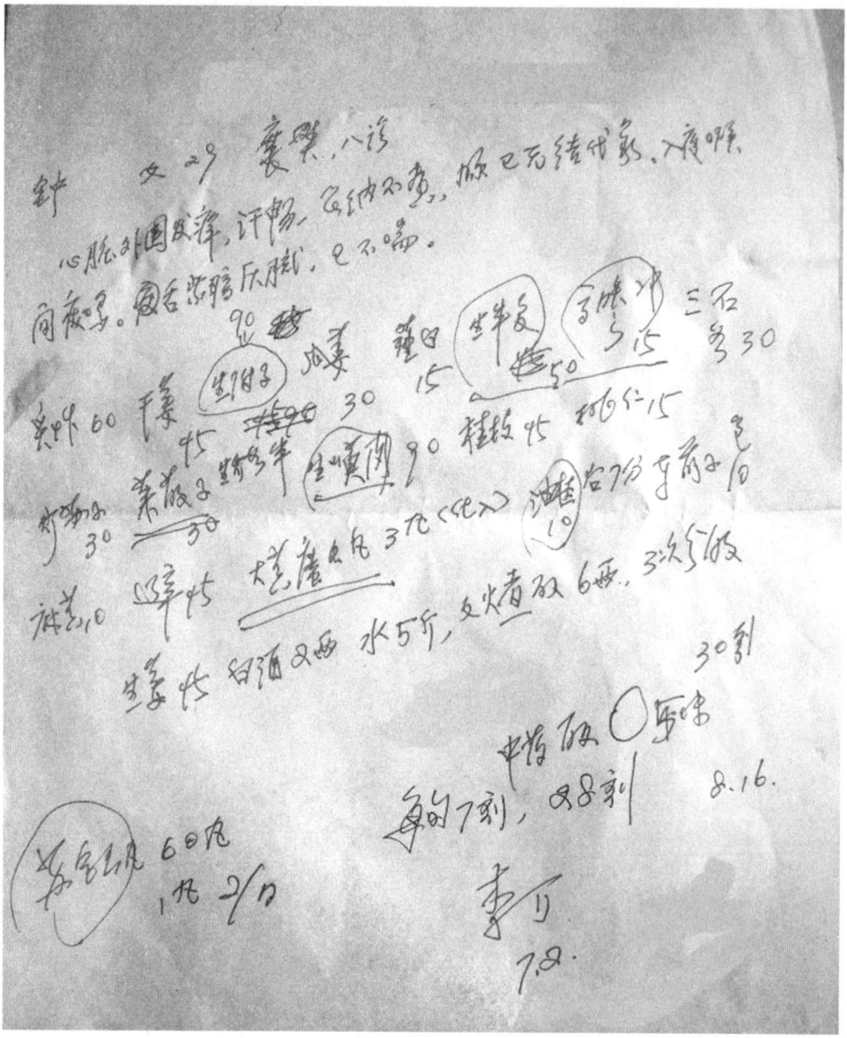

2008 年 11 月 9 日，十一诊：

方 1： 固本散加炮附片 200g　油桂 50g　炮甲珠 50g　尖贝 100g　止痉散 50 ~ 60（粉）　甘草 100g　粉冲 5g，日 3 次。

方 2： 炙草 90g　干姜 45g　生附子 45g　生半夏 45g　茯苓 45g　泽泻 45g　桂枝 45g　桃仁 30g　车前子 10g　高丽参 15g　生山萸肉 90g　砂仁 30g　乌梅 30g，每旬 7 剂。服至立春。

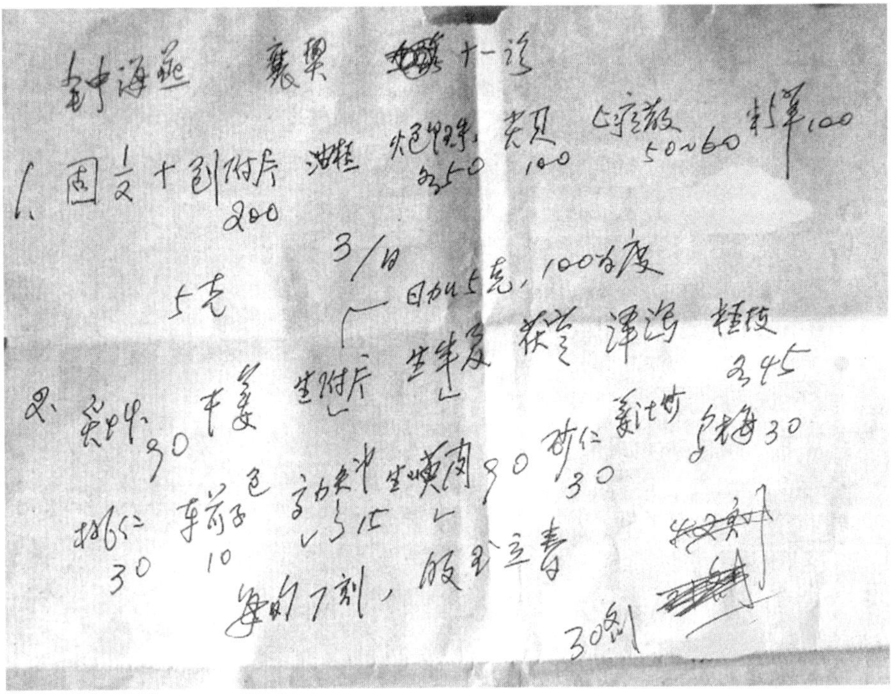

2009 年 2 月 15 日，十二诊：

生芪 250g　当归 45g　生附子 45g　川乌 30g　穞豆 30g　防风 30g　麻黄 10g　辽细辛 45g　桂枝 45g　干姜 45g　杭芍 45g　炙草 60g　生山萸肉 90g　生半夏 45g　高丽参 15g　三石（各）30g　茯苓 45g　泽泻 45g　蜂蜜 150ml　生姜 45g　大枣 12 枚，21 剂。

之后数诊病例，李洪渊师兄见到，知其已近痊愈。

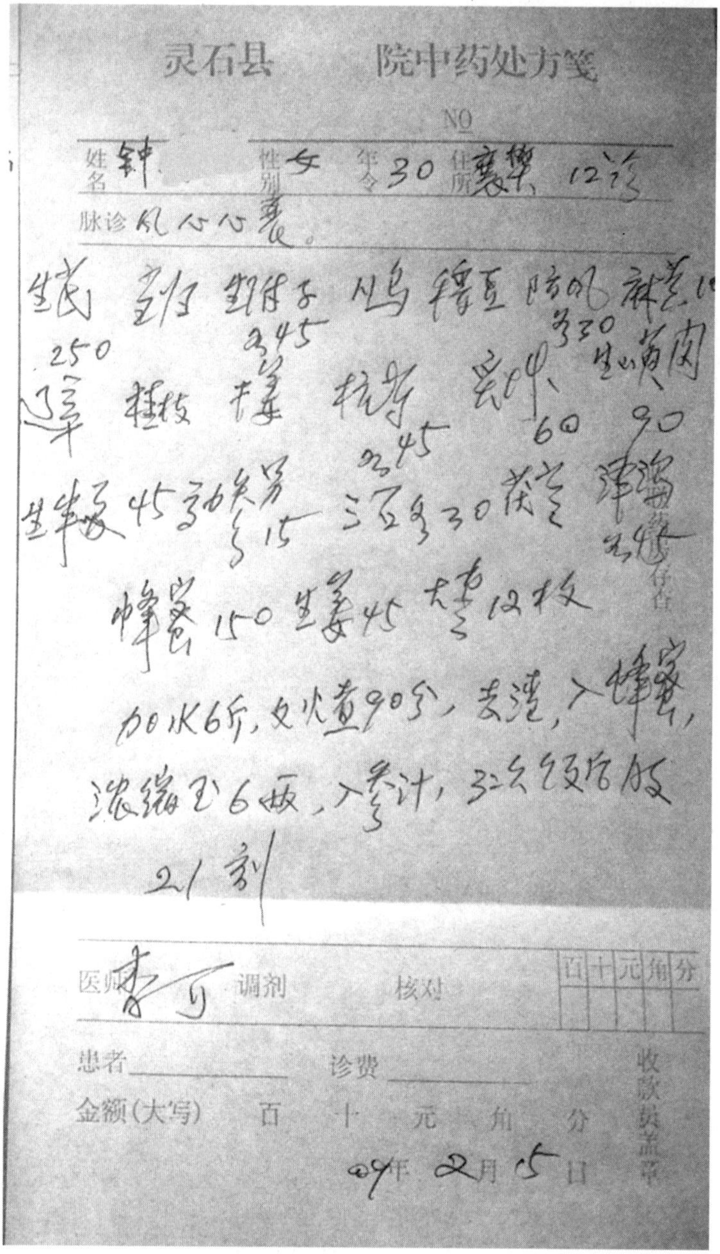
灵石县 院中药处方笺
NO
姓名 钟
性别 女
年令 30
住所
脉诊
医师
调剂
核对
百 十 元 角 分
患者
诊费
金额(大写) 百 十 元 角 分
收款员盖章
年 月 日

张涵记录并整理

冠心病心衰

2005 年 12 月 30 日，宝某。

方：附子 100g　干姜 60g　炙草 60g　晒参 30g（另炖）　五灵脂 30g　净山萸肉 60g　丹参 30g　檀香、降香、砂仁各 10g（后 10 分下）　桃仁 25g　桂枝 45g　生龙牡、活磁石（各）30g，加水 2500ml，文火煮取 500ml，兑入参汁，日分 3 次服。3 剂。

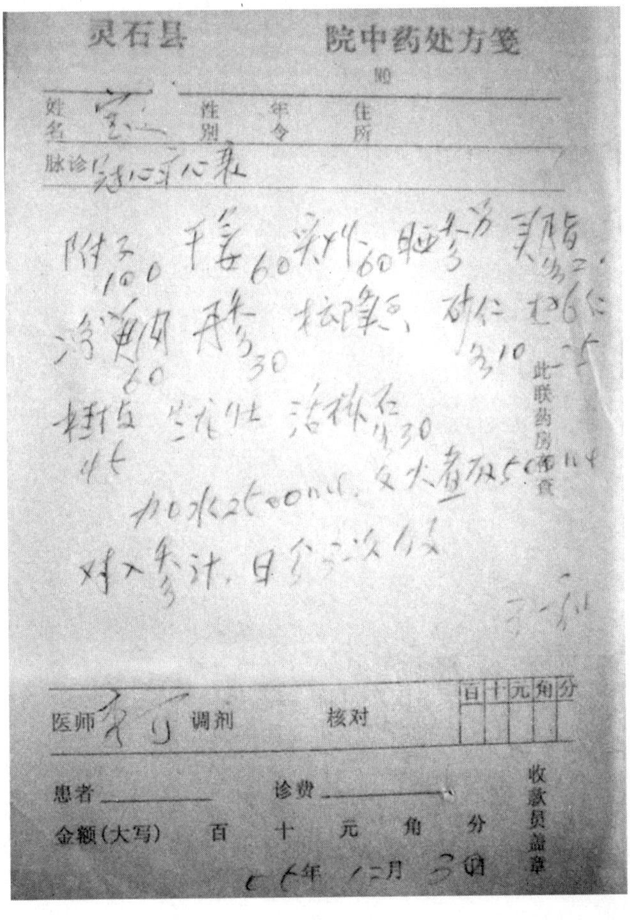
灵石县　　院中药处方笺

姓名 宝　性别　年令　住所

脉诊 冠心病心衰

此联药房存查

医师　调剂　核对　百 十 元 角 分

患者　诊费

金额(大写)　百　十　元　角　分

收款员盖章

05年 12月 30日

张涵记录并整理

肺心病心衰

梁某，男，49 岁，厦门人。

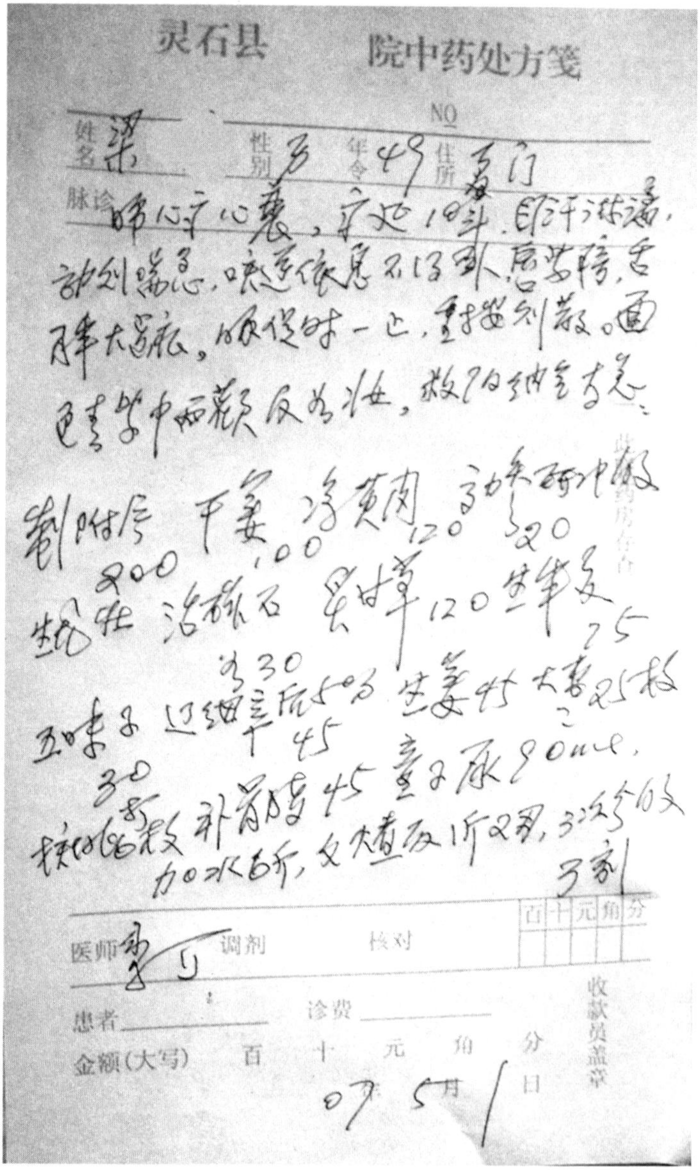

2007年5月1日，面诊：肺心病心衰。

病延10年，自汗淋漓，动则喘逆倚息不得卧；唇紫暗；舌胖大齿痕。脉促、时一止，重按则散。面色青紫，两颧如妆。

救阳纳气为急。

方：制附片200g　干姜100g　净山萸肉120g　高丽参20g（研冲）　生龙牡、活磁石（各）30g　炙甘草120g　生半夏75g　五味子30g　辽细辛45g（后10分）　生姜45g　大枣25枚　核桃6枚（打）　补骨脂45g　童子尿90ml。

加水3000ml，文火煮取600ml，日分3次服，3剂。

张涵记录并整理

风心病 12 年　左偏瘫 5 年

陈某，女，51 岁，河南濮阳人。

风心病 12 年，左偏瘫 5 年。

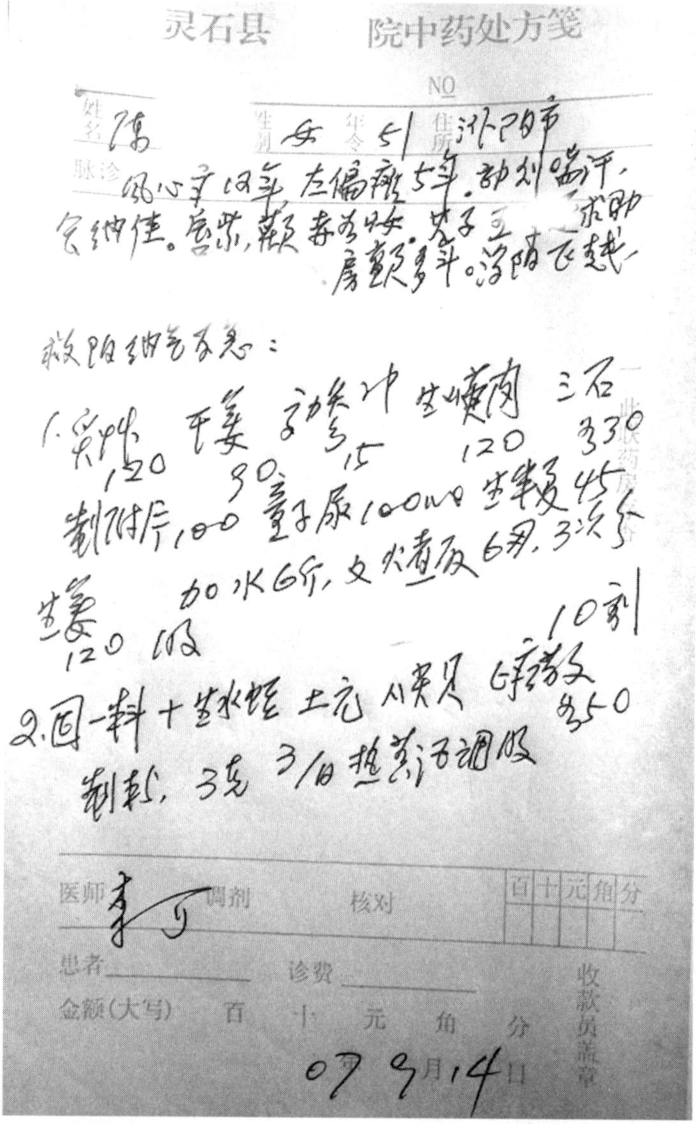

2007年9月14日，其子代诉求助：房颤多年，刻下动则喘，自汗；食纳尚佳。唇紫，颧赤如妆。

浮阳外越，救阳纳气为急。

方1： 炙草120g　干姜90g　高丽参15g（冲服）　生山萸肉120g　三石（各）30g　制附片100g　童子尿100ml　生半夏45g　生姜120g。

加水3000ml，文火煮取300ml，日分3次服。10剂。

方2： 固本散加生水蛭、土元、川贝、止痉散各50g（条），制粉，每次3g，日3次，热黄酒调服。

张涵记录并整理

百病缠身1例

丁某，男，72岁，湖北人。

2006年10月14日面诊

自述病史：

冠心病、前列腺肿大、三急、畏寒甚、寐艰等，曾患近百种病。

脉急，舌淡中薄腻。

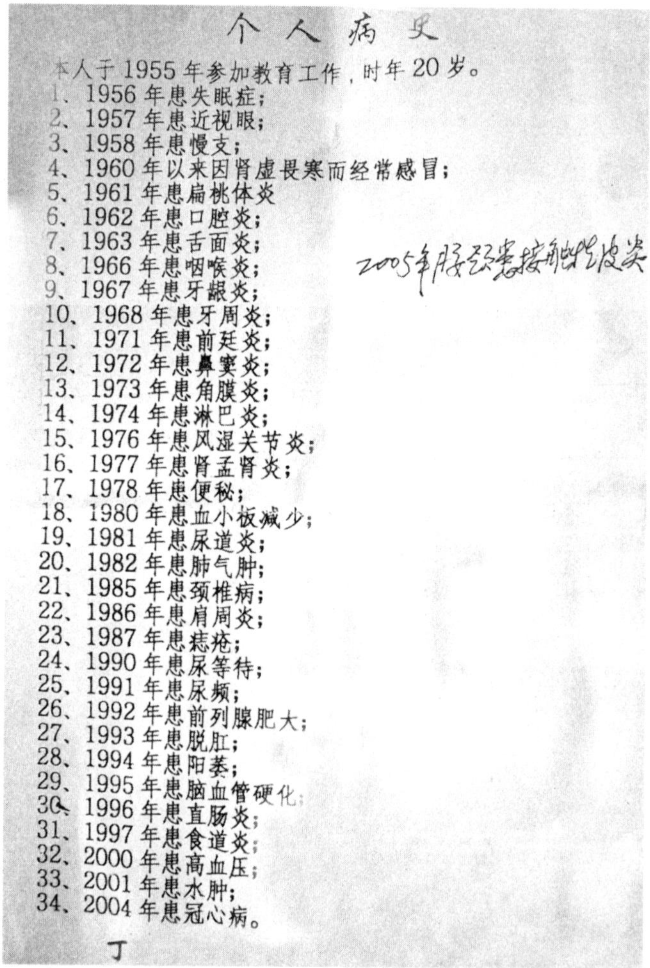

个人病史

本人于1955年参加教育工作，时年20岁。

1、1956年患失眠症；
2、1957年患近视眼；
3、1958年患慢支；
4、1960年以来因肾虚畏寒而经常感冒；
5、1961年患扁桃体炎
6、1962年患口腔炎；
7、1963年患舌面炎；
8、1966年患咽喉炎；
9、1967年患牙龈炎；
10、1968年患牙周炎；
11、1971年患前廷炎；
12、1972年患鼻窦炎；
13、1973年患角膜炎；
14、1974年患淋巴炎；
15、1976年患风湿关节炎；
16、1977年患肾盂肾炎；
17、1978年患便秘；
18、1980年患血小板减少；
19、1981年患尿道炎；
20、1982年患肺气肿；
21、1985年患颈椎病；
22、1986年患肩周炎；
23、1987年患痔疮；
24、1990年患尿等待；
25、1991年患尿频；
26、1992年患前列腺肥大；
27、1993年患脱肛；
28、1994年患阳萎；
29、1995年患脑血管硬化；
30、1996年患直肠炎；
31、1997年患食道炎；
32、2000年患高血压；
33、2001年患水肿；
34、2004年患冠心病。

2005年腰部患接触性皮炎

丁

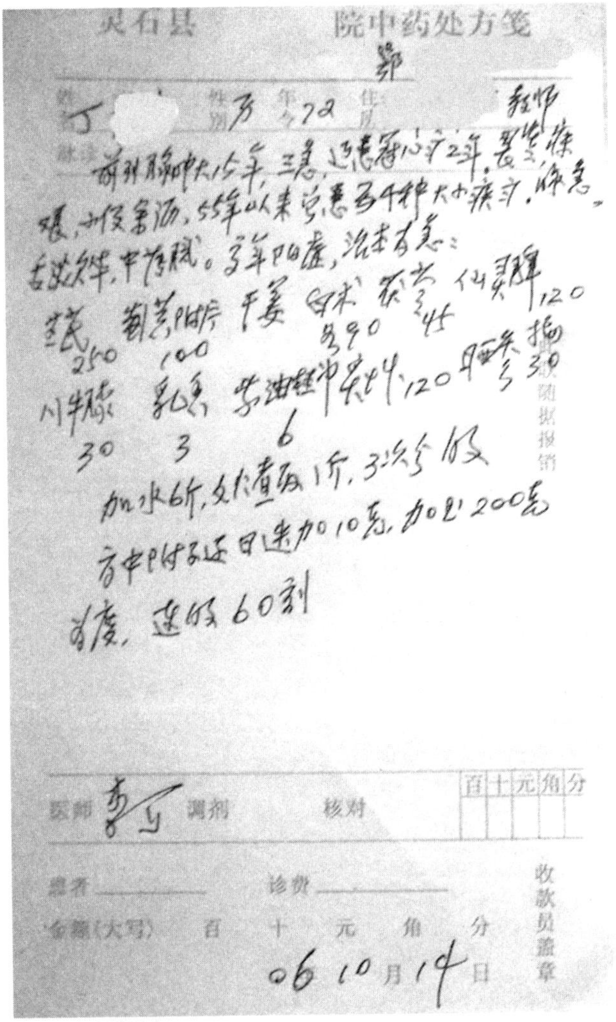

生芪 250g　制附片 100g　干姜 90g　白术 90g　茯苓 45g　仙灵脾 120g　川牛膝 30g　乳香 30g　紫油桂 6g（冲）　炙草 120g　生晒参 30g。

加水 3000ml，文火煮取 500ml，日分 3 次服。60 剂。

方中附子逐日迭加 10g，200g 为度，连服 60 日。

2008 年 3 月 1 日，张涵随访，得知其因惧剂量大而未服药。

张涵记录并整理

冠心病久延

2006年2月18日，李某某，男，62岁。

冠心病久延　阳衰欲脱，心动神摇。

方：制附片300g　干姜70g　炙草90g　净山萸肉60g　生龙牡（各）30g　红参30g（另炖）　活磁石45g　加水3000ml，文火煮取500ml，日分3次服。10剂。

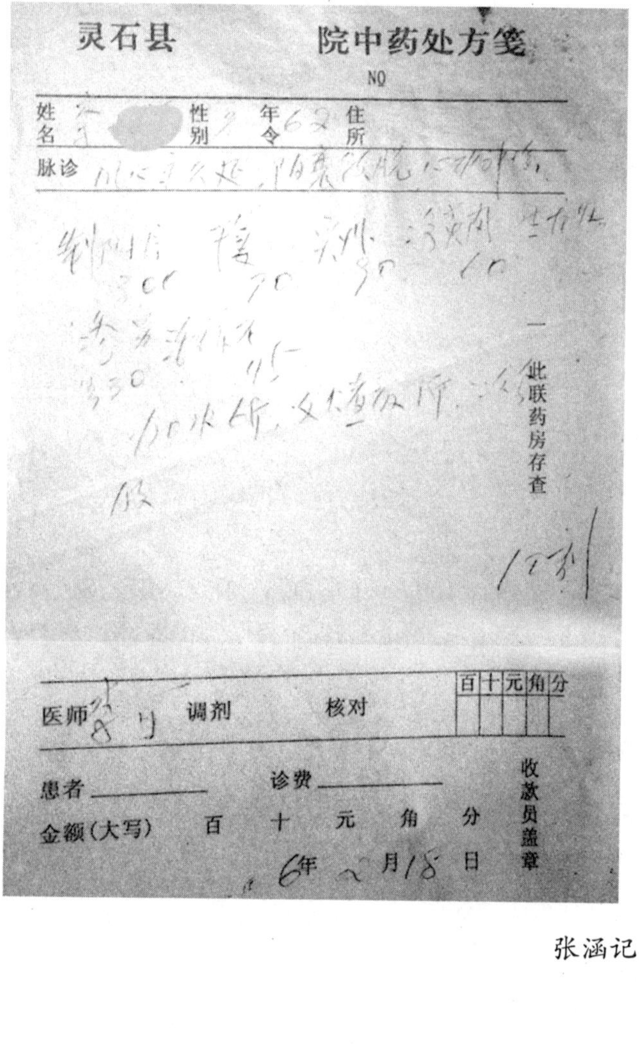

灵石县　　院中药处方笺

NO

姓名		性别		年令	62	住所	

脉诊

一 此联药房存查

10剂

医师　　调剂　　核对

百	十	元	角	分

患者＿＿＿＿　诊费＿＿＿＿

金额（大写）　百　十　元　角　分

6年 2 月18 日

收款员盖章

张涵记录并整理

心脏病

2007年1月3日，万某某，男，68岁，北京人。

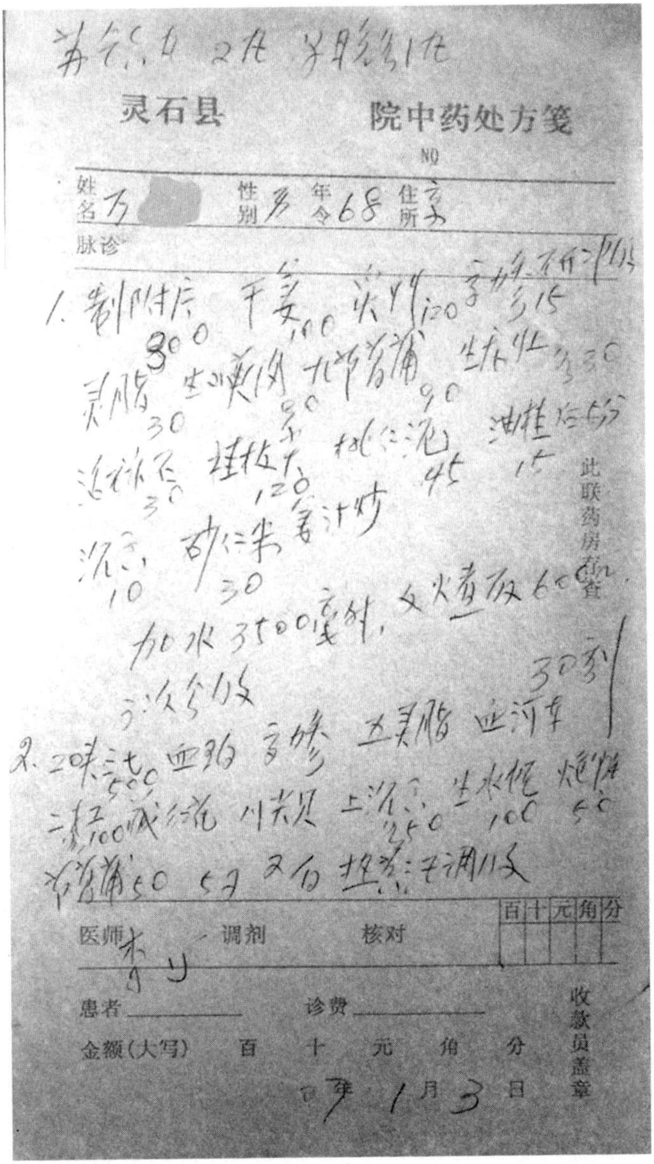

方 1：制附片 300g　干姜 100g　炙草 120g　高丽参 15g（研冲）　五灵脂 30g　生山萸肉 90g　九节菖蒲 90g　生龙牡（各）30g　活磁石 30g　桂枝尖 120g　桃仁泥 45g　油桂 15g（后下）　砂仁米 30g（姜汁炒）　苏合香丸 2 丸，早晚各 1 丸。

加水 3500ml，文火煮取 600ml，日分 3 次服。30 剂。

方 2：20 头三七 500g　血琥珀　五灵脂、血河车、二杠各 100g　沉香、川贝、藏红花各 50g　生水蛭 100g　炮甲珠 50g　九节菖蒲 50g

每次 5g，每日 2 次，热黄酒调服。

张涵记录并整理

冠心病心衰 1 例

任某某，女，56 岁，北京人。

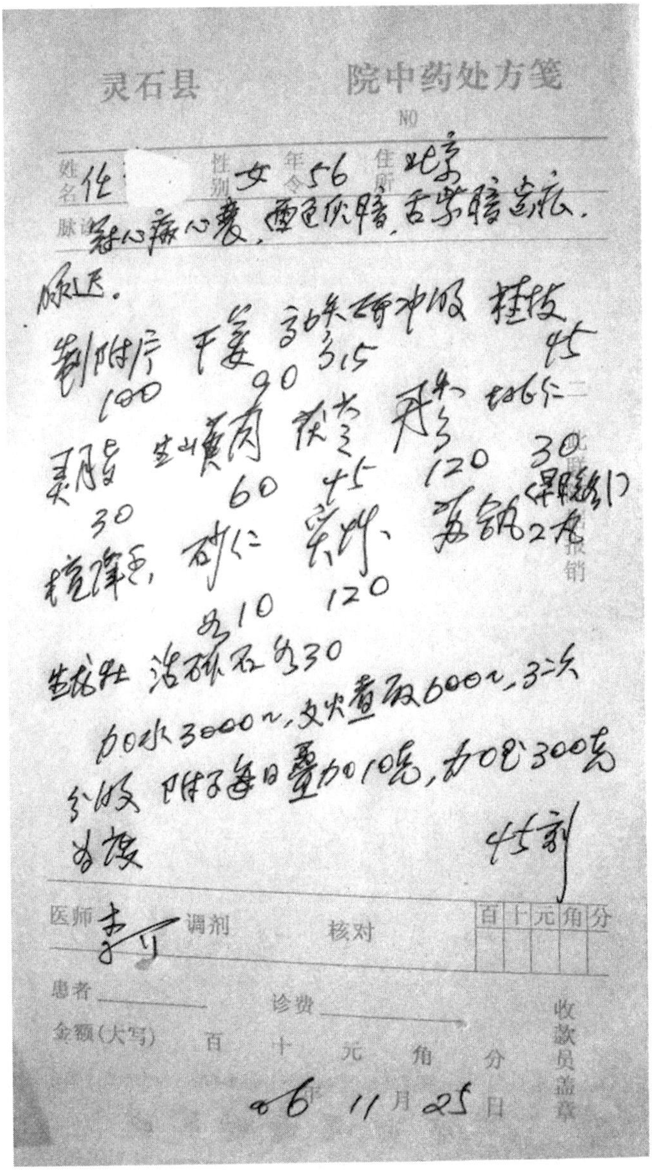

灵石县　　院中药处方笺

NO

姓名 任　性别 女　年令 56　住所 北京

脉诊

45剂

医师 李可　调剂　核对　百 十 元 角 分

患者　诊费

金额(大写)　百　十　元　角　分　收款员盖章

06 年 11 月 25 日

2006年11月25日，面诊：

冠心病心衰。面色晦暗，舌紫暗，齿痕，脉迟。

方： 制附片100g　干姜90g　高丽参15g（研冲）　桂枝45g　五灵脂30g　生山萸肉60g　茯苓45g　丹参120g　桃仁30g　檀香、沉香、降香、砂仁各10g　苏合香丸2丸（早晚各1丸）　生龙牡、活磁石（各）30g　炙草120g

加水3000ml，文火煮取600ml，日分3次服。45剂。

方中附子逐日迭加10g，以300g为度。

张涵记录并整理

心脏病

尤某某，女，57 岁，大连人。

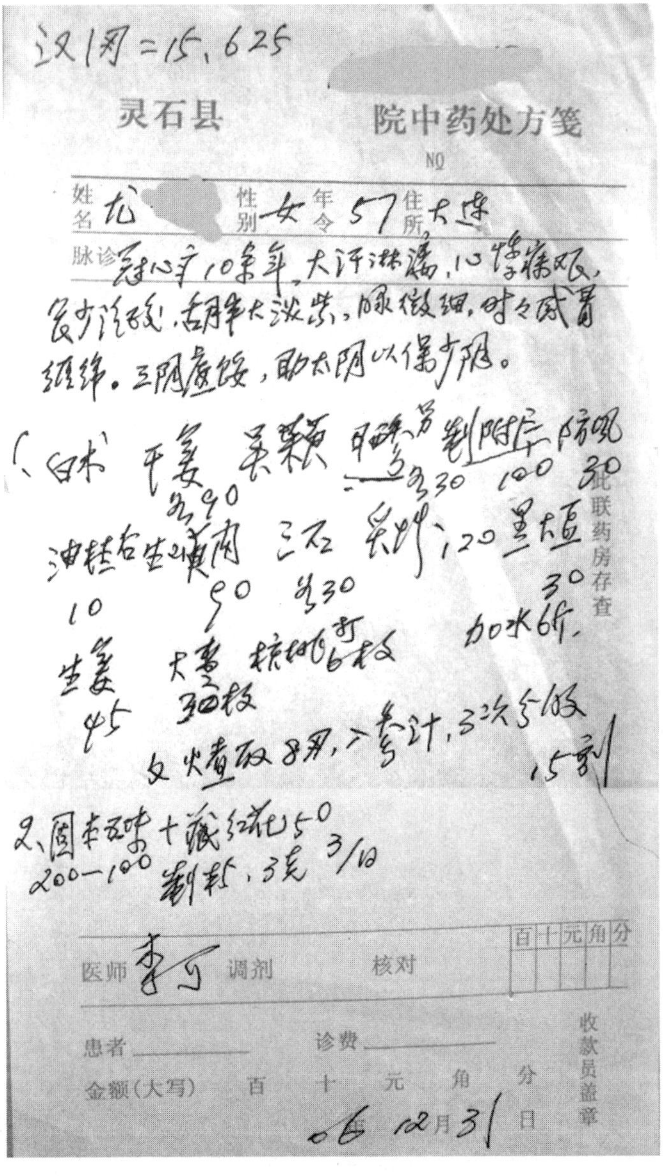
汉1两=15.625

灵石县[redacted]院中药处方笺

NO

姓名 尤[redacted] 性别 女 年令 57 住所 大连

脉诊 冠心病10余年，大汗淋漓，心悸气短……

1、白术 干姜 炙甘草 各90 红参 制附子100 防风30

油桂10 生山萸肉90 三石各30 ……120 黑大豆30

生姜45 大枣30枚 核桃6枚打 加水6斤

文火煮取8两，分3次服 15剂

此联药房存查

医师 李可 调剂 核对 百 十 元 角 分

患者 诊费 收款员盖章

金额（大写） 百 十 元 角 分

06 12月31日

2006年12月31日，面诊：冠心病10余年，大汗淋漓，心悸寐艰，食少泛酸。舌胖大淡紫，脉微细，时或感冒缠绵。

三阴虚馁，助太阴以保少阴。

方1：白术90g　干姜90g　吴茱萸30g　生晒参30g（另）　制附片100g　防风30g　油桂10g（后）　生山萸肉90g　三石（各）30g　炙草120g　黑大豆30g　生姜45g　大枣30枚　核桃6枚（打）。

加水3000ml，文火煮取400ml，入参汁，日分3次服。15剂。

方2：固本散加藏红花50g，制粉，3g/次，日3次。

张涵记录并整理

恶性淋巴瘤1例

2009年1月2日下午，患者由其父带领寻至师父的诊所，值恩师外出未归，患者非常着急。遂告之师父数日可归。

我先为之四诊。

主诉：三月前发病，西医诊断为非霍奇金亚性淋巴癌。活检后确诊，建议化疗。现腹痛不能食，食则痛甚，或呕。

望诊：患者8岁，发育正常，右目胞肿大如鸡蛋，以致目裂闭合，质硬、色紫黯，强开之可以视物，目属有神，额色晦黑，中下庭色红润。唇红、舌淡红、苔厚。

右颈部有西医活检伤口未抽线。

左中脘偏左部位有一硬包块如拳大，微隆起，触之坚硬，自觉疼痛，触之亦痛。

右睾丸偏大，肿。

闻诊：声音痛楚，滞涩。

问诊：发病多久？

已三个月。

初发时有何症状？

三月前初发时右扁桃体肿大及右颈部包块肿大，西医输液后缩小，继发右眼胞肿胀至今。

发病前有何寒饮食？如冰块等？

仔细回忆后说：没有。

发病前发生过什么特别的事？

患孩说：曾跌倒过一次，摔在水泥块上，伤及左软肋下。问：水泥块有多大？伤得重吗？说详细些。

水泥块有拳头大，伤后当时不能站立，至第二天不能走路，左腿瘸不能自主，腹痛。经贴膏药几天后不痛了，余未做其他治疗。

问：时间是否在发病前半月？

对。

问：之后是否大便不正常？

对。大便如羊屎，色紫黯。现在基本正常，色黄。

脉诊：左浮数虚，沉取关无，尺弱涩；右洪大虚数，沉取尺溲极弱，关寸无。

诊断：瘀血阻隔中焦，形成有形之积，故包块坚硬腹痛，左不能升，右不能降，升降失常，故右颈包块，睾丸肿大，血积之色紫黯，目属肝经，血瘀目胞肿硬。

病之因在于跌打内伤，有形之血瘀于中脘偏左处，形成包块。阻滞中焦，腹痛，腿不能行，大便如羊屎色紫，升降之机几息，后才出现颈部包块，目胞肿大。

但不知何以西医诊断为肿瘤？

患者意见坚持等师父回来求治。

次日我见他来诊所，目胞肿胀减。

2009 年 1 月 5 日，见他已能睁开右眼视物。

2009 年 1 月 6 日，见他目胞肿胀渐消。唯腹痛不减，食纳少，多则呕。

2009 年 1 月 11 日，师父返回灵石，患者去家中求诊，为处方：

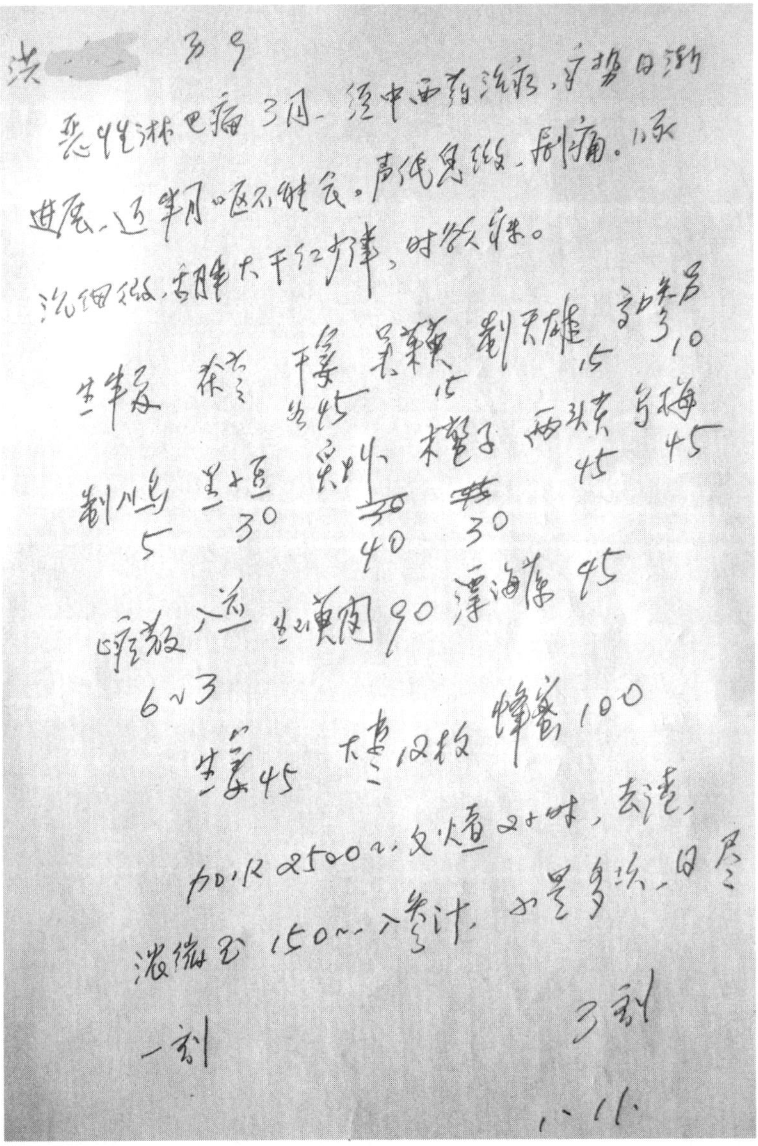

服药后皆吐出，腹痛甚，呻吟不已，一剂药服三日犹未尽。

于1月13日我又带病人去家中面诊，并把问诊之曾跌伤告诉师父，改方：

柴胡125g　黄芩30g　大黄10g　木香10g，煮汤兑入前方中。

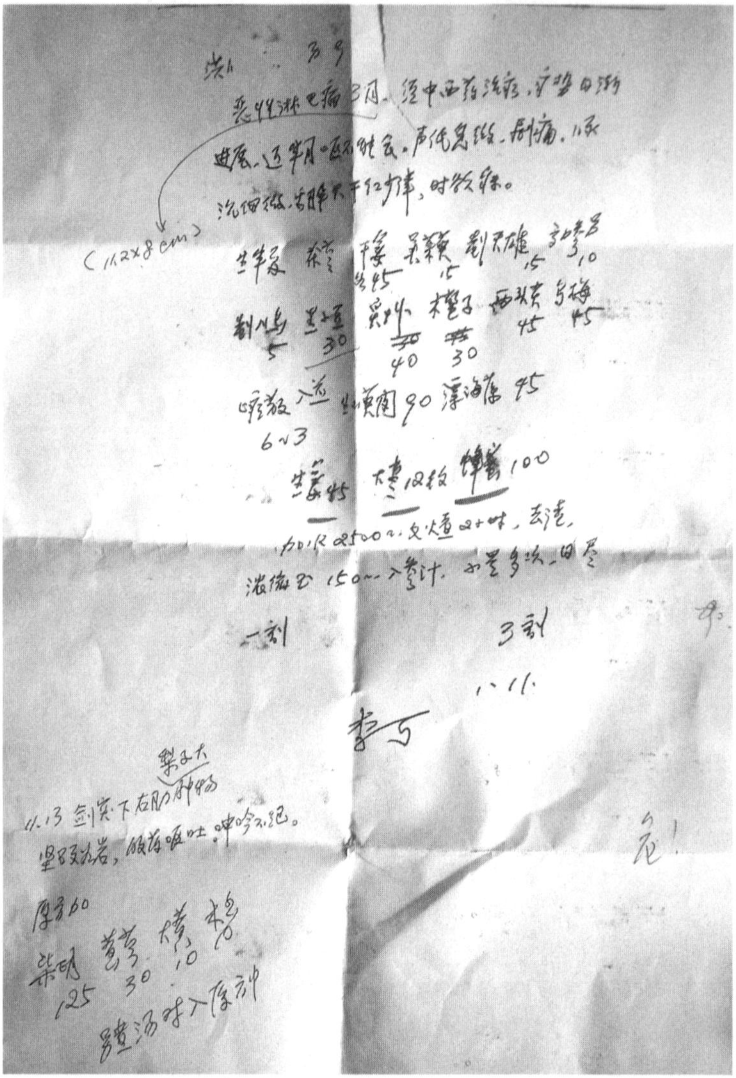

患者回去服药，数日后电告，服后得畅泻，已能食，痛去，诸症几去。

半月后，我予电话随访，尚在服药，诸症若失。

不知患者摔一跤与患肿瘤是巧合？还是体内瘀血误诊为肿瘤？

其在医院诊断附后：

复旦大学附属中山医院放射科
上海市影像医学研究所
MRI报告单

姓名 洪 性别 男 年龄 8 科别 眼科

住院号 589405 病区 二病区 病床 17 门诊号 013960511

MRI号 摄片序号 2

摄片日期 12/29/2008 2:38:00 PM 审核日期 12/29/2008 3:02:00 PM
报告日期

临床诊断 淋巴瘤 检查名称 上腹部
检查方法和技术 平扫+增强

影像学
表现 后腹膜偏左侧见一巨大软组织信号灶，T1WI低信号，T2WI稍高信号，DWI明显高信号，信号强度尚均匀，大小约11×8cm，增强扫描明显延迟强化，期内可见少许强化血管影；胰腺受压，体部受侵，胰周脂肪消失；胃局部受压，结构显示不清；肝脏表面光滑，各叶比例匀称，肝实质信号均匀，动态增强后未见异常强化灶，肝内血管分布均匀，走向自然，未见狭窄或充盈缺损；脾脏未见肿大，信号均匀；胆囊壁光滑，未见局限性增厚，胆管未见扩张；所见双侧肾脏无殊；腹腔内无积液。

影像学
诊断 左侧后腹膜占位，考虑淋巴瘤。

报告医师 秦方辉 审核医师 丁建国
复旦大学附属中山医院病理科

病理诊断报告单

姓 名 洪鹏杰 性 别 男 年 龄 8 标本号 S2008-62647
住院号：589405 病 区 二病区 床 号 17 收到日期 2008-12-26
手术医院 送检材料 报告日期 2008-12-27

巨 检 淋巴结约3枚，一枚直径0.8CM，另枚直径0.6CM，另枚组织直径0.3CM.

诊 断 （右颈部淋巴结）淋巴细胞增生性病变，细胞异型，淋巴瘤待排.

审核医师 王岫南 报告医师

活检结果报：恶性淋巴瘤，非霍奇金氏型
（活检还有一个结果 12.30 才能出来，排除 Burkitt I型或II型）

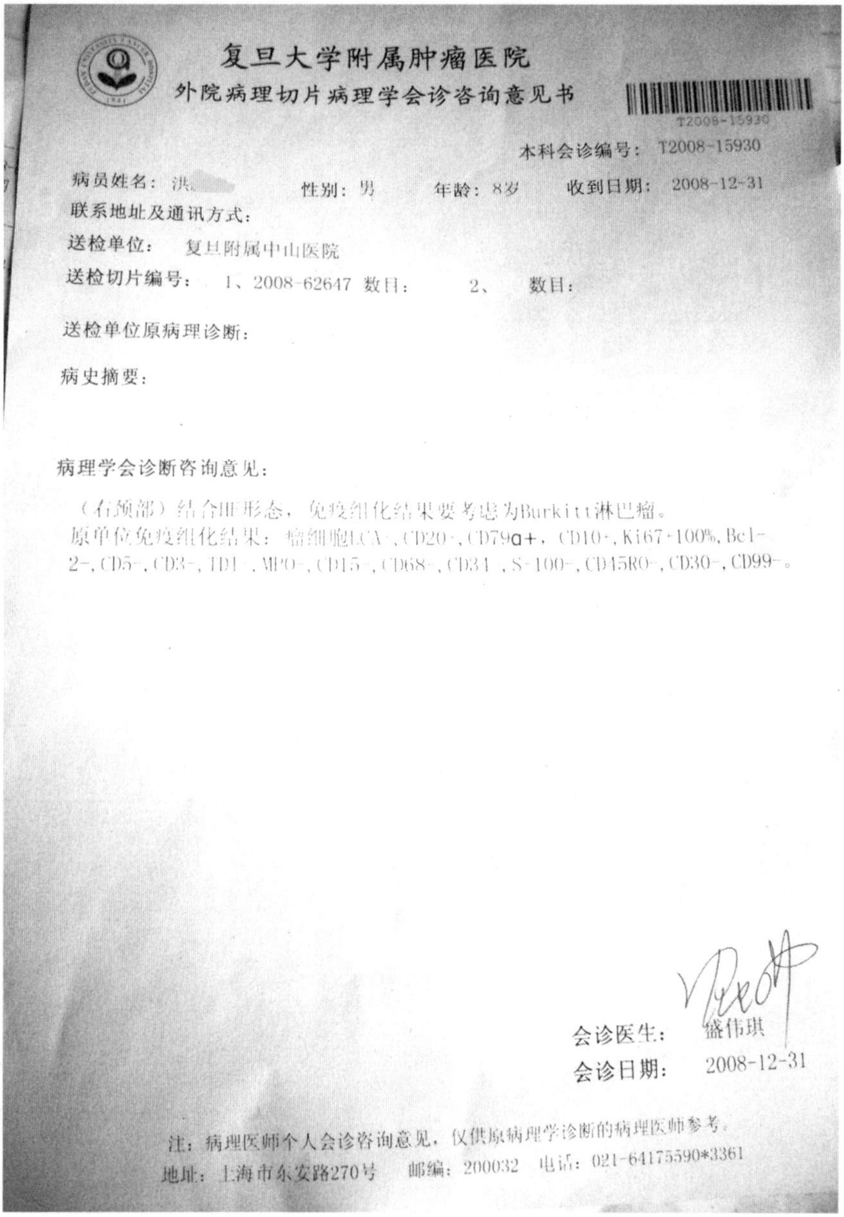

复旦大学附属肿瘤医院

外院病理切片病理学会诊咨询意见书

T2008-15930

本科会诊编号：T2008-15930

病员姓名：洪　　性别：男　　年龄：8岁　　收到日期：2008-12-31

联系地址及通讯方式：

送检单位：复旦附属中山医院

送检切片编号：1、2008-62647 数目：　2、　数目：

送检单位原病理诊断：

病史摘要：

病理学会诊断咨询意见：

（右颈部）结合HE形态，免疫组化结果要考虑为Burkitt淋巴瘤。
原单位免疫组化结果：瘤细胞LCA+，CD20+，CD79α+，CD10+，Ki67+100%，Bcl-2-，CD5-，CD3-，TDT-，MPO-，CD15-，CD68-，CD34-，S-100-，CD45RO-，CD30-，CD99-。

会诊医生：盛伟琪

会诊日期：2008-12-31

注：病理医师个人会诊咨询意见，仅供原病理学诊断的病理医师参考。

地址：上海市东安路270号　邮编：200032　电话：021-64175590*3361

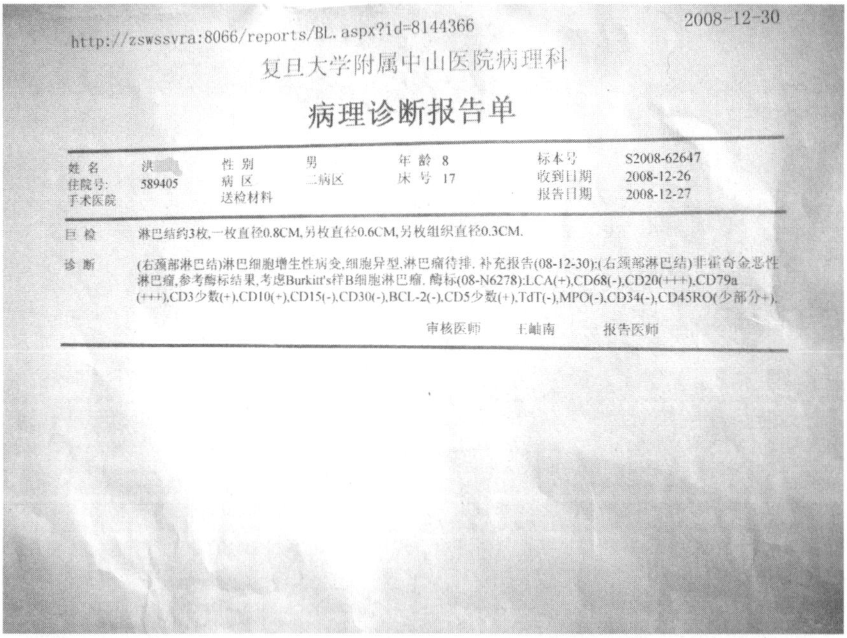

http://zswssvra:8066/reports/BL.aspx?id=8144366　　2008-12-30

复旦大学附属中山医院病理科

病理诊断报告单

姓 名	洪	性 别	男	年 龄	8	标本号	S2008-62647
住院号:	589405	病 区	二病区	床 号	17	收到日期	2008-12-26
手术医院		送检材料				报告日期	2008-12-27

巨 检　淋巴结约3枚,一枚直径0.8CM,另枚直径0.6CM,另枚组织直径0.3CM.

诊 断　(右颈部淋巴结)淋巴细胞增生性病变,细胞异型,淋巴瘤待排. 补充报告(08-12-30):(右颈部淋巴结)非霍奇金恶性淋巴瘤,参考酶标结果,考虑Burkitt's样B细胞淋巴瘤. 酶标(08-N6278):LCA(+),CD68(-),CD20(+++),CD79a(+++),CD3少数(+),CD10(+),CD15(-),CD30(-),BCL-2(-),CD5少数(+),TdT(-),MPO(-),CD34(-),CD45RO(少部分+).

审核医师　王岫南　报告医师

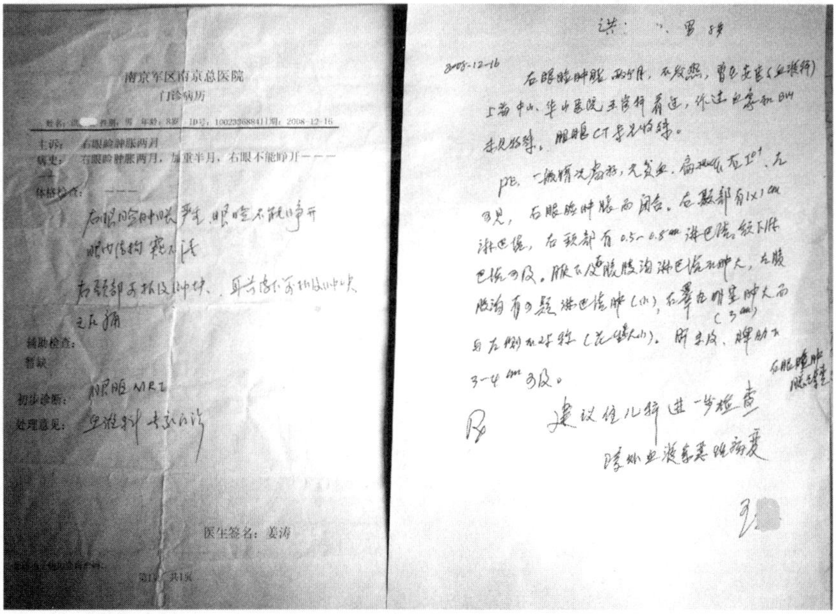

南京军区南京总医院

门诊病历

姓名：洪　性别：男　年龄：8岁　ID号：10023268841日期：2008-12-16

主诉：右眼睑肿胀两月

病史：右眼睑肿胀两月，加重半月，右眼不能睁开————

体格检查：———

辅助检查：

暂缺

初步诊断：

处理意见：

医生签名：姜涛

张涵记录并整理

脘腹部肿瘤、慢粒性白血病

2008 年 4 月 8 日，侯某某，男，25 岁，灵石人。

上脘左侧肿物，坚硬不移，隐痛 3 月不止，省三院查确诊为恶性肿瘤晚期。食纳可，便溏。

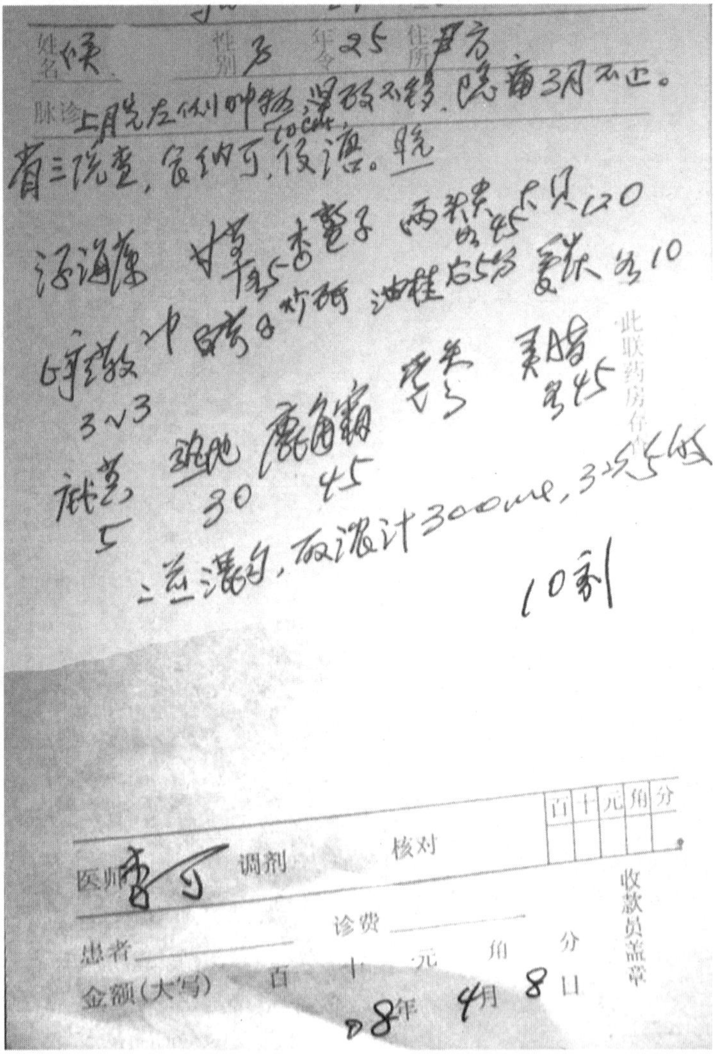

姓名 侯 性别 男 年令 25 住所 灵石

脉诊 上脘左侧肿物，坚硬不移，隐痛3月不止。

省三院查，食纳可，便溏。

此联药房存查

医师 调剂 核对

百 十 元 角 分

诊费

患者

金额（大写） 百 十 元 角 分

08年 4月 8日

收款员盖章

方：漂海藻45g　甘草45g　木鳖子30g　两头尖45g　大贝120g　止痉散（冲）3－3　白芥子10g（炒研）　油桂10g（后5分）　姜炭10g　麻黄5g　熟地30g　鹿角霜45g　党参45g　五灵脂45g，10剂。

二煎混匀，取浓汁300ml，3次分服。

2008年4月15日，又来取药，言服此方6剂，肿块消去大半。

我甚为惊奇，诊其脉，脉弦而无力，右大于左，两尺弱，右关弦滞。

详细问诊，疑为醉饱入房，损伤肝脾所致。

2008年5月5日，二诊：

肿物10cm，左胸至胁际，三院诊恶性肿瘤，隐痛三月，逐渐增大，坚硬不移，服阳和汤合攻瘤夺命汤20剂，消去2/3，仍硬。便溏，痛止。

加附、姜、白术各45g，10剂。

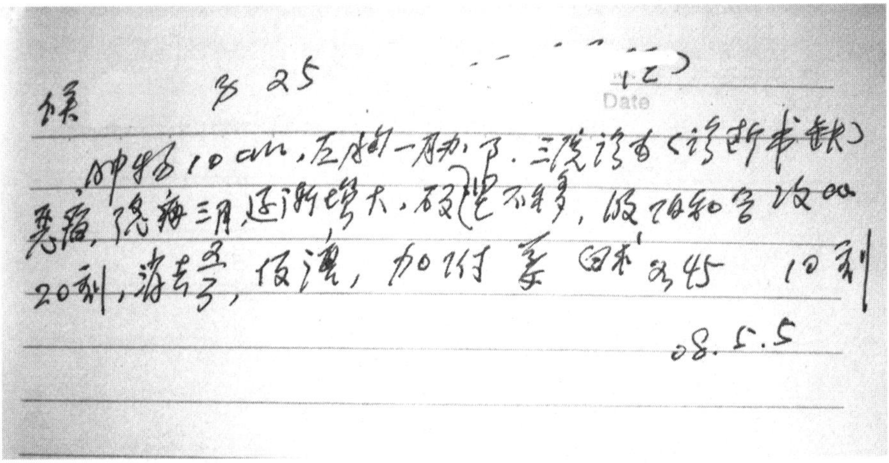
续　8 25　Date

肿物10cm，左胸一胁下，三院诊为（诊断书缺）恶瘤，隐痛三月，逐渐增大，硬坚不移，服阳和合攻癌20剂，消去2/3，便溏，加附 姜 白术各45　10剂

08.5.5

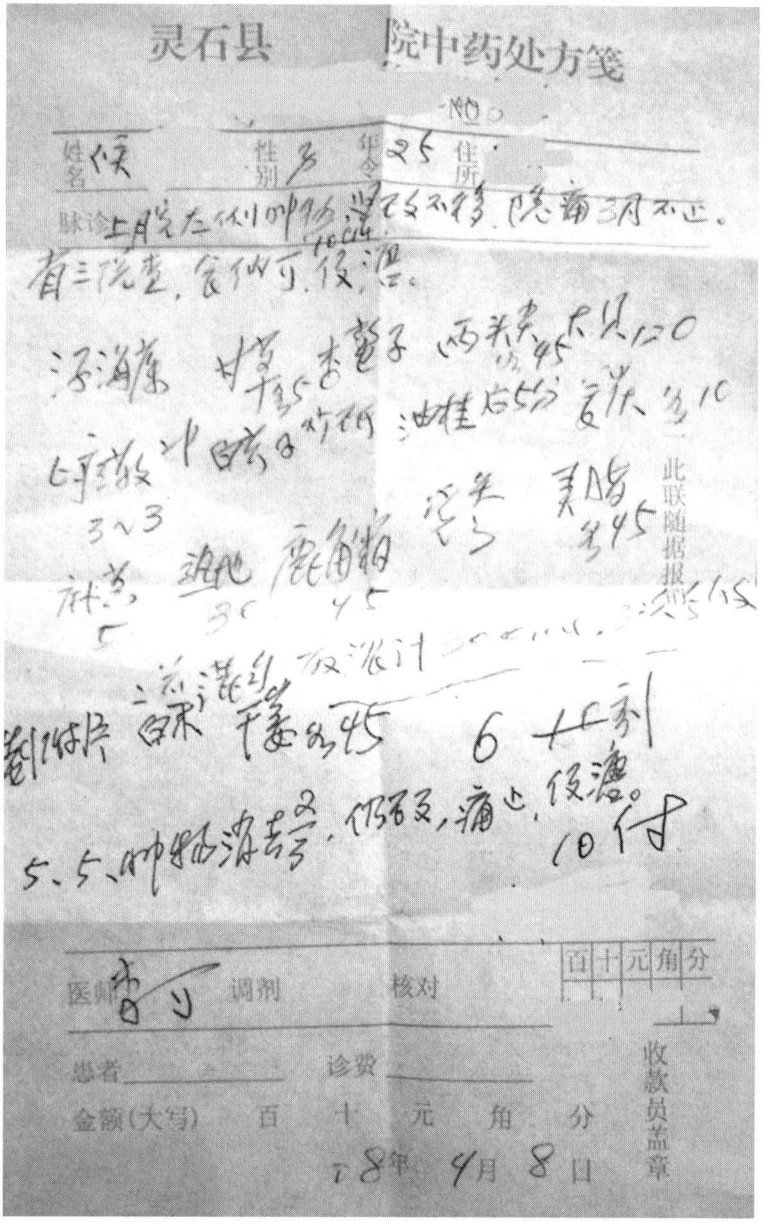
灵石县　　院中药处方笺

NO.

姓名　侯　性别　男　年令　25　住所

脉诊

此联随据报

医师　李可　调剂　核对

百 十 元 角 分

患者　诊费

金额（大写）　百　十　元　角　分

收款员盖章

08年 4月 8日

2008 年 5 月 17 日，三诊：

2008 年 2 月 19 日彩超示脾大，坚硬不移，8. 18cm × 6. 6cm，占位。迭进中药 30 剂，可消 2/3；腹痛已退。（已定性慢粒）。

方：漂海藻 50g　甘草 50g　木鳖子 45g　两头尖 45g　大贝 120g

止痉散（冲）3－3　白芥子炒研 10g　油桂 10g　姜炭 10g　麻黄 5g　九制熟地 30g　鹿角霜 45g　党参 30g　五灵脂 30g　制附片 45g　白术 45g　干姜 45g，10 剂。

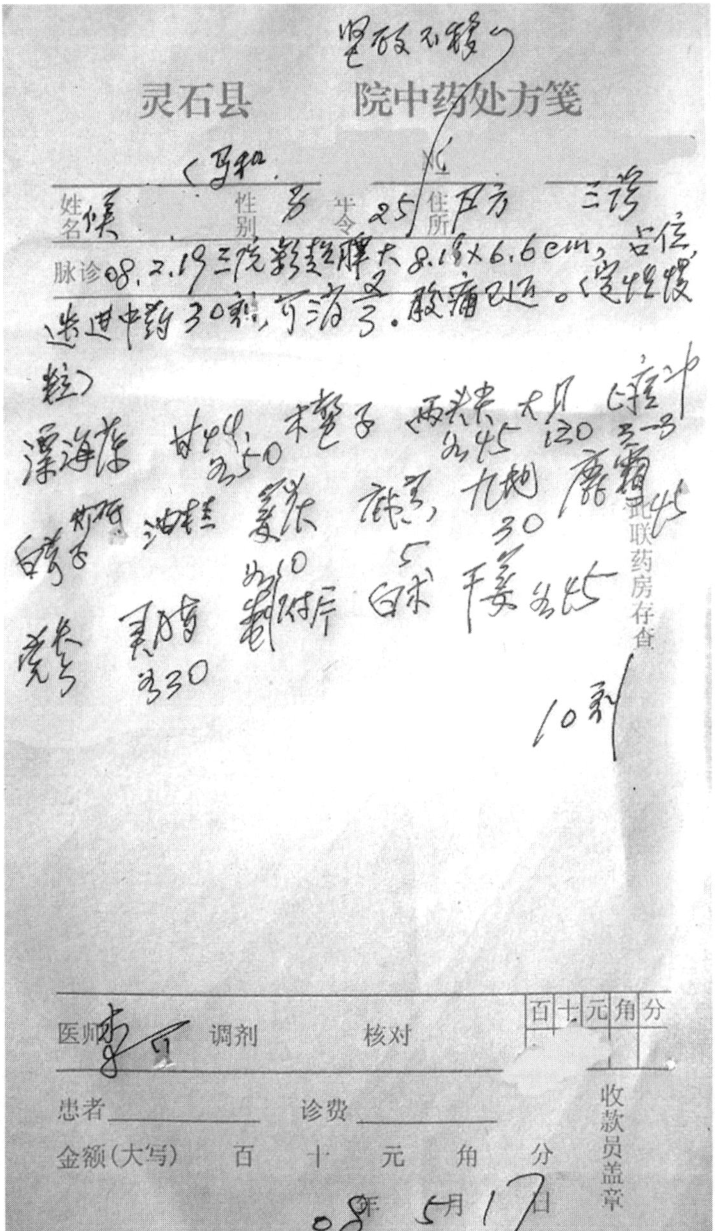

2008年5月底，恩师因劳累过度，出现中风症状，休诊月余。期间未见患者来取药。

2008年8月1日，又来取药10剂。

后失去联系。

附：

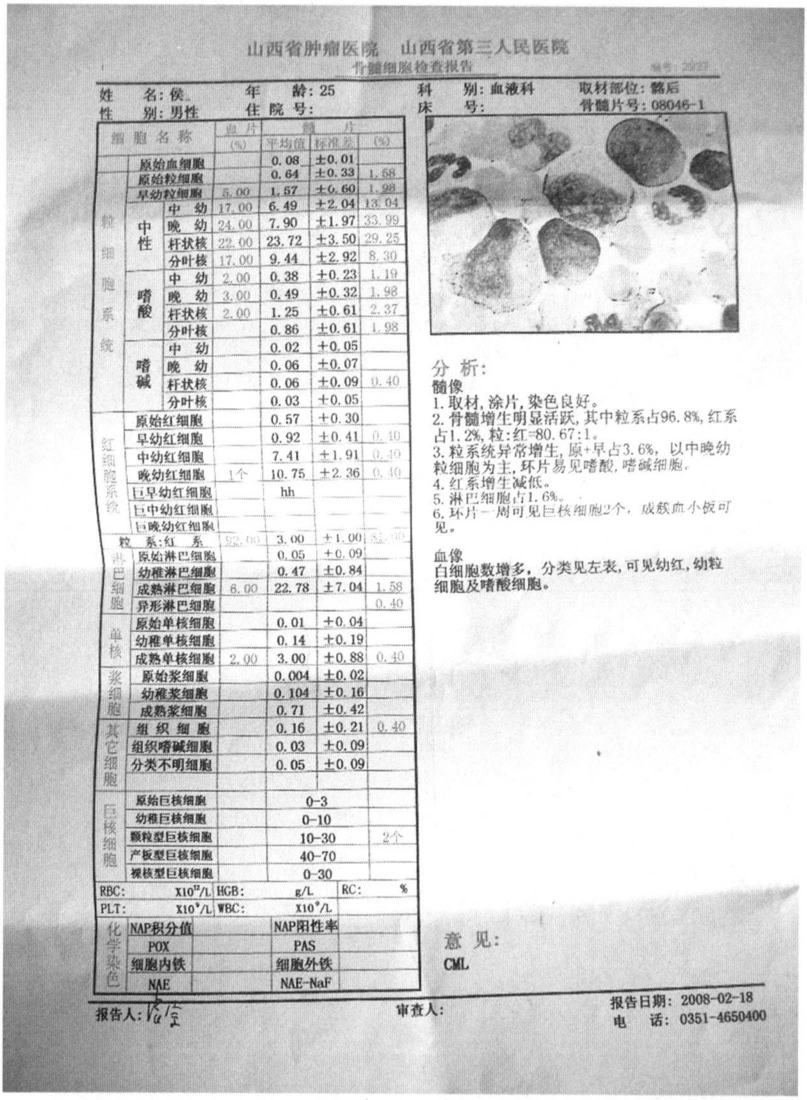

山西省肿瘤医院　山西省第三人民医院

骨髓细胞检查报告

编号：[illegible]

姓　名：侯　　年　龄：25　　科　别：血液科　　取材部位：髂后

性　别：男性　　住院号：　　床　号：　　骨髓片号：08046-1

细胞名称		血片(%)	髓片 平均值	髓片 标准差	髓片(%)
	原始血细胞		0.08	±0.01	
粒细胞系统	原始粒细胞		0.64	±0.33	1.58
粒细胞系统	早幼粒细胞	5.00	1.57	±0.60	1.98
粒细胞系统 中性	中　幼	17.00	6.49	±2.04	13.04
粒细胞系统 中性	晚　幼	24.00	7.90	±1.97	33.99
粒细胞系统 中性	杆状核	22.00	23.72	±3.50	29.25
粒细胞系统 中性	分叶核	17.00	9.44	±2.92	8.30
粒细胞系统 嗜酸	中　幼	2.00	0.38	±0.23	1.19
粒细胞系统 嗜酸	晚　幼	3.00	0.49	±0.32	1.98
粒细胞系统 嗜酸	杆状核	2.00	1.25	±0.61	2.37
粒细胞系统 嗜酸	分叶核		0.86	±0.61	1.98
粒细胞系统 嗜碱	中　幼		0.02	±0.05	
粒细胞系统 嗜碱	晚　幼		0.06	±0.07	
粒细胞系统 嗜碱	杆状核		0.06	±0.09	0.40
粒细胞系统 嗜碱	分叶核		0.03	±0.05	
红细胞系统	原始红细胞		0.57	±0.30	
红细胞系统	早幼红细胞		0.92	±0.41	0.40
红细胞系统	中幼红细胞		7.41	±1.91	0.40
红细胞系统	晚幼红细胞	1个	10.75	±2.36	0.40
红细胞系统	巨早幼红细胞		hh		
红细胞系统	巨中幼红细胞				
红细胞系统	巨晚幼红细胞				
粒系:红系		92.00	3.00	±1.00	81.00
淋巴细胞	原始淋巴细胞		0.05	±0.09	
淋巴细胞	幼稚淋巴细胞		0.47	±0.84	
淋巴细胞	成熟淋巴细胞	6.00	22.78	±7.04	1.58
淋巴细胞	异形淋巴细胞				0.40
单核	原始单核细胞		0.01	±0.04	
单核	幼稚单核细胞		0.14	±0.19	
单核	成熟单核细胞	2.00	3.00	±0.88	0.40
浆细胞	原始浆细胞		0.004	±0.02	
浆细胞	幼稚浆细胞		0.104	±0.16	
浆细胞	成熟浆细胞		0.71	±0.42	
其它细胞	组织细胞		0.16	±0.21	0.40
其它细胞	组织嗜碱细胞		0.03	±0.09	
其它细胞	分类不明细胞		0.05	±0.09	
巨核细胞	原始巨核细胞		0-3		
巨核细胞	幼稚巨核细胞		0-10		
巨核细胞	颗粒型巨核细胞		10-30		2个
巨核细胞	产板型巨核细胞		40-70		
巨核细胞	裸核型巨核细胞		0-30		

RBC:　$\times10^{12}$/L　HGB:　g/L　RC:　%

PLT:　$\times10^{9}$/L　WBC:　$\times10^{9}$/L

化学染色			
NAP积分值		NAP阳性率	
POX		PAS	
细胞内铁		细胞外铁	
NAE		NAE-NaF	

分　析：

髓像

1. 取材，涂片，染色良好。
2. 骨髓增生明显活跃，其中粒系占96.8%，红系占1.2%，粒：红=80.67：1。
3. 粒系统异常增生，原+早占3.6%，以中晚幼粒细胞为主，环片易见嗜酸，嗜碱细胞。
4. 红系增生减低。
5. 淋巴细胞占1.6%。
6. 环片一周可见巨核细胞2个，成簇血小板可见。

血像

白细胞数增多，分类见左表，可见幼红，幼粒细胞及嗜酸细胞。

意　见：

CML

报告人：　　审查人：　　报告日期：2008-02-18

电　话：0351-4650400

张涵记录并整理

痰热症（恩师行医52年，仅遇此1例！）

李某某，女，42岁，痰热症，灵石人。

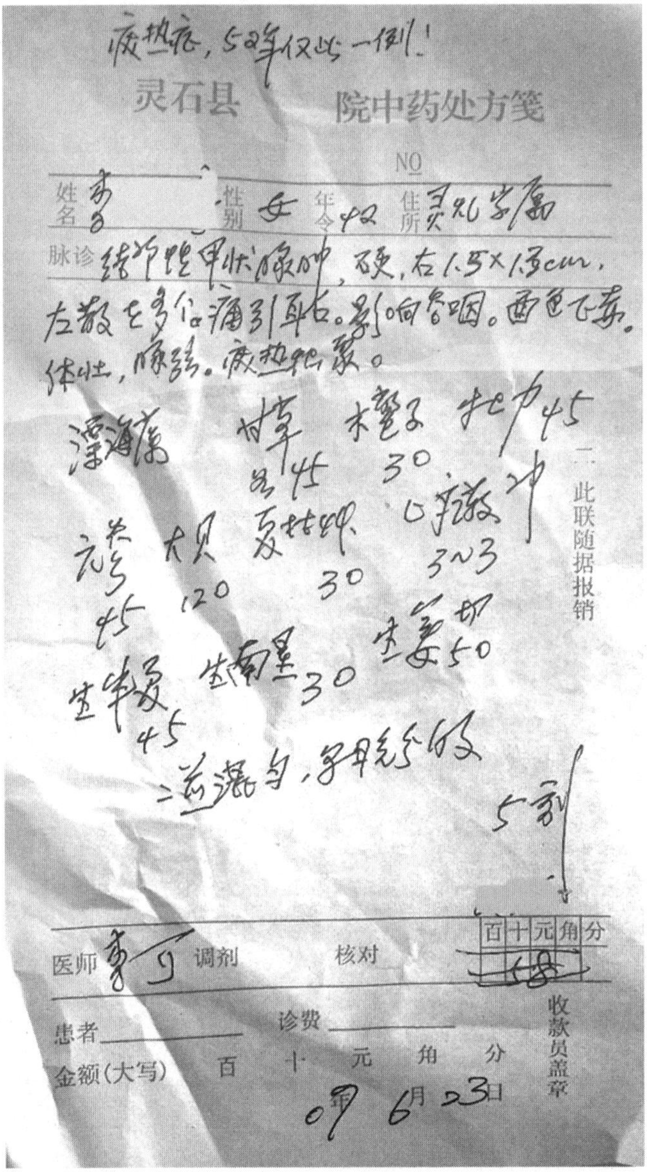

痰热症，52年仅此一例！

灵石县　　院中药处方笺

NO

姓名 李　　性别 女　　年令 42　　住所 灵石

脉诊 结节性甲状腺肿，硬，右1.5×1.5cm，左散在多个，痛引耳后。影响吞咽。面色正常。体壮，脉弦。痰热郁结。

漂海藻　甘草 各45　木鳖子 30　牡蛎 45

元参 45　大贝 120　夏枯草 30　山慈菇 30

生半夏 45　生南星 30　生姜切 50

三药混匀，分服

5剂

医师 李可　调剂　　核对

百 十 元 角 分

患者　　诊费　　收款员盖章

金额（大写）　百　十　元　角　分

09年6月23日

二 此联随据报销

2007年6月23日，一诊：

结节性甲状腺肿，硬，右1.5cm×1.3cm，左散在多个。痛引耳口，影响吞咽。面色正赤，体壮，脉弦。痰热积聚。

方：漂海藻、甘草（各）45g　木鳖子30g　牡蛎45g　元参45g　大贝120g　夏枯草30g　止痉散（冲）3－3　生半夏45g　生南星30g　生姜50g（切），5剂。

二煎混匀，早晚分服。

2007年7月3日，二诊：守方5剂。痊愈。

张涵记录并整理

甲状腺肿瘤

赵某某，女，45 岁，甲状腺肿瘤。

2006 年 9 月 6 日，二诊：

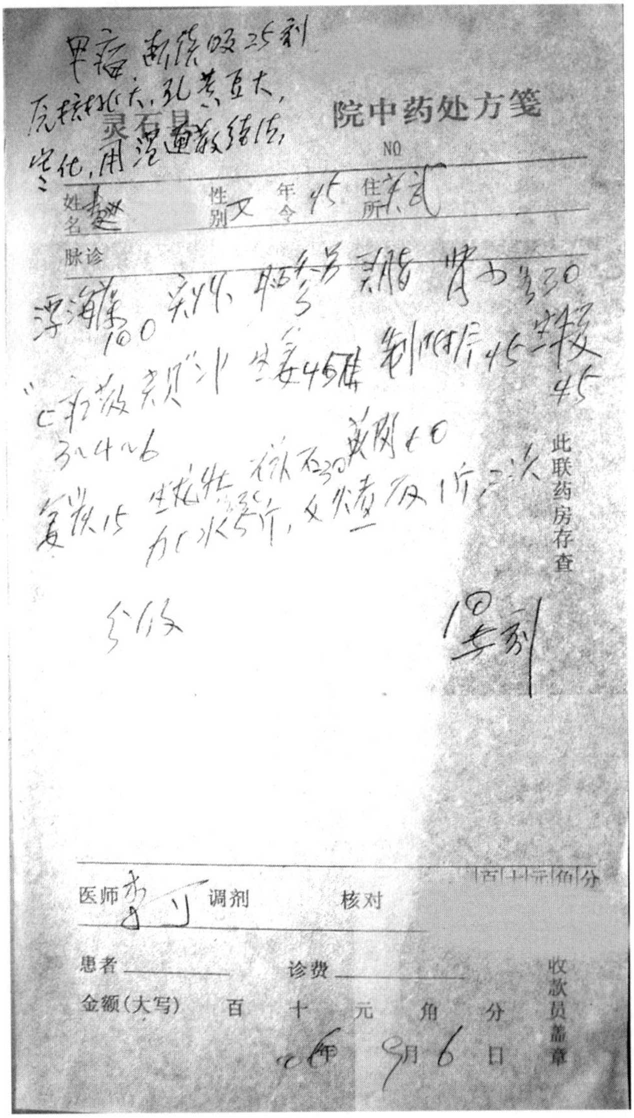
灵石县 院中药处方笺

NO

姓名　性别　年令　住所

脉诊

此联药房存查

百 十 元 角 分

医师　调剂　核对

患者　诊费

金额（大写）　百　十　元　角　分

年　月　日

收款员盖章

甲状腺肿瘤。前方断续服25剂，原核桃大，现黄豆大。寒化，用温通散结法。

方：漂海藻100g　炙草30g　生晒参30g　五灵脂30g　肾四味（各）30g　止痉散3－4（冲）　尖贝6g（研冲）　生姜45g　制附片45g　生半夏45g　姜炭15g　生龙牡（各）30g　活磁石30g　山萸肉60g，10剂。

加水3000ml，文火煮取500ml，日分3次服。

张涵记录并整理

医案3例

一、胃癌术后肝转移案

沈某，女，75岁，浙江湖州人。

3月初其女、子赴灵石找师傅，代诉如下：

胃切术后，肝转移12cm×9.5cm，为岩坚硬，腹水，心动神摇，曾作介入治疗，严重贫血，脚肿，喘，泛呕苦水，其女、子求助，余况不明、剧痛阵作。曾服中药10个月，大致皆为现代抗癌套方，致阳微已著，以救阳破阴为急。

方：炙甘草60g　干姜45g　生附子30g（破）（日加5g至45g为度）　制川乌30g　稽鲁豆30g　防风30g　高丽参15g（另）　止痉散6－3（入煎）　漂海藻60g　木鳖子30g　两头尖30g　大贝120g　白乔子10g　紫油桂15g（吞服）　吴茱萸30g　生姜120g　大枣25枚　蜂蜜150g，加水约3000ml，文火煮取300ml，入参汁，3次分服，每旬7剂，共42剂。

该方服后第二天晚上解极臭便3次，服至第4天，双下肢、脸部均浮肿，恶心，乏力，自停服，自觉停药后腹已不痛，原足趾甲发黑，现已退，双足冷也明显好转。

因3月中旬师傅在广东召开学术会，没联系上家属，病员驱车到杭州找名老中医，某教授开方大致为健脾胃加白花蛇舌草等清热解毒药。服用一周后二便不通，疼痛加重。

后由李师告知联系方法后，4月15日家属派车接我去应诊。

病史同前，现神乏，腹胀，少尿，双下肢凹陷性浮肿。双足冷，趺阳、太溪脉难测，年高阳衰已显，脉浮数。

与子女商议认为，李老处方，方症相对，可以服用，但病员疑虑，

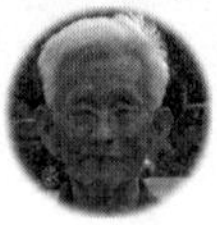

嘱原方海藻由60g减为30g，生附子用20g，日加5g至30g，加麻黄10g，服2剂后，大便已2次，尿仍少，考虑有肾功能不全，另配肾复康散剂2g，每日2次。

4月29日其女儿来电，昨与其母上街游玩，感觉冷，回家后仍冷，身热感无汗，舌燥欲裂，原二便基本正常，今又无尿，胃纳差。

与李师通电请教，嘱加乌梅30g，服后发热，舌干燥，全身疼痛消失。

2008年5月10日来电，服肾复康后至今二便基本正常，浮肿也退，但今日特感乏力，心悸，嘱用破格救心汤平剂，高丽参15g，制附片30g，干姜60g，炙甘草60g，三石（各）30g，山萸肉120g，2剂。

11日来电，服上方后解大便特多、臭，乏力，心悸消除。但近来腹大明显增大（其女儿叩腹），一般情况可。服药2月后终因肿块增大，加上感冒导致全身功能衰竭。

几点思考：

1. 该病员为胃癌术后肝转移晚期，腹痛伴全身疼痛欲裂难忍。双下肢浮肿，神经等六阳大败已成定局，李师施方符合病症，为什么服后脸肿、恶心难受，考虑为阳衰体弱，生附子量大，肠胃反应明显之故。

2. 服扶阳药后二便通畅，疼痛消失。而服他医寒凉药后，二便不通，疼痛又作，证明该患者年高阳衰诊断无误。5月4日杭州湾跨海大桥通车，患者要到其妹家玩，结果一个多小时到宁波，因堵车坐了七个小时的车也不觉得累，证明元气恢复良好。

3. 服药后肿块继续增大，腹胀如鼓，说明该方抑制肿块力量不够，攻不能、补不进的情况下应考虑另辟蹊径，或补精填髓，或内服外敷同用。

二、肺心病、肺大泡案

倪某，男，75岁。

因呼吸困难，端坐呼吸，医院确诊为肺气肿，肺大泡，肺心病伴心衰，常住院抢救。由其女儿在广东问李师索方。

方： 生黄芪 120g　当归 15g　生附子 30g　炙甘草 60g　生龙牡（各）30g　山萸肉 60g　高丽参 15g　麝香 0.9g（冲服）

追访，上方前后服 20 剂，前 10 天每天 1 剂，后隔日 1 剂，服后效佳，后来问可服培元固本散否？答可，在五味培元散中加白及、珍珠粉以便修复破损的肺大泡。

上方因患者未谋面，无医案脉诊，而肺心病，肺大泡为难治疾病，而李师处方效佳，特录出供学友参阅。

三、肩凝案

邵某，女，47 岁，2003 年 8 月 30 日初诊。

肩凝症，经常左肩不能抬举、后展，项强，仰卧则下半身麻木，不能转动。脉沉细，近年发胖，寒袭督脉，正虚不能抗邪外透。采用大辛大热扶正气驱寒湿。

方： 生黄芪 120g　粉葛根 120g　制附子 30g　制川乌 30g　防风 30g　桂枝 45g　白芍 45g　细辛 45g　甘草 60g　徐长卿 30g　加黑豆 60g、黑木耳 30g、生姜 60g、蜂蜜 150ml、止痉散 3g（冲服），7 剂。

按：该方是师父李可先生在龙游时的处方，患者服药后约 5 分钟左患肢有一股热流从颈肩部向手指放射，约 2 分钟后消失，1 剂见效，3 剂已能伸屈，7 剂后至今已八年无复发，后验证几例也有良效。

范金福记录并整理

尿毒症治疗1例

白某某，男，60岁，山西人。

2006年11月22日于晋某医院治疗冠心病时，发现贫血，肌酐770μmol/L多，确诊尿毒症；后经北京301医院确诊，12月血透8次。

2007年2月2日于灵石一诊：

尿毒症，重度贫血、心衰、面色晦暗、唇指淡紫、舌胖齿痕，晋中专医院确诊为双肾弥漫性病变，经中国人民解放军总医院证实，已做透析8次，每周一次，脉急而大。救阳为急，兼透伏邪。

制附片200g　干姜100g　高丽参30g（另）　炙草120g　当归30g　生山萸肉90g　麻黄5g　辽细辛45g（后5分下）　生龙牡（各）30g　活磁石30g　麝香0.3g（分冲）　生姜45g　葱白4寸，10剂。

加水3500ml，文火煮取400ml，入参汁，日分3次服。

2月7日早上开始服药，至中午，突然肚子痛，腹泻一次，排黑便，有硬块，伴便血。

2月8日，心脏频繁不舒服，手脚和腿感觉肿胀，头如裹。

2月9日，面色晦黯退去大半，精神转佳。当晚夜里小便先有一股血；小便明显增多，出现腰困，乏力。

2月12日，自觉双腿膝以下如冰。

2月13日，因血钾高，去医院点滴降钾。

服药过程中，排黑稀便次数多，小便量增多，未做透析。

2月21日，二诊：诸症均好转，贫血基本纠正，精神食纳佳，守方不变。

①当肌酐高时，暂加生大黄30g（白酒浸一刻，入煎1分钟）隔3～5天服一次；

②每日早晚加苏合香丸各1丸；

③胃内烧灼感时，暂加吴茱萸30g、大枣25g、黄连10g、油桂10g（后5分下）、车前子10g（包）；

④原方加桂枝、白术、茯苓各45g，猪苓、泽泻各30g，15剂。

服药至2月27日，反应如前，腹中肠鸣、转矢气、泻黑便，面色转红润。

2月27日，呕吐不欲食，鼻子发痒，流清涕；嘱加生姜汁2毫升、童子尿50毫升。

3月3日，一整天活动不累。

3月5日，腰冷痛甚，尿由清变浊。小腹绞痛，腰困疼痛，时泻黑便。

嘱加鹿茸1.5g冲服。

3月6日，腰痛，右腿内侧“从脚弓部位到踝骨至小腿内侧，有阵阵痛感。”肾经循行部位疼痛。

抄方心得：服药反应出现部位：肾经循行部位：腰痛、腿内侧痛、少阴头痛等是温通经络之象；鼻流涕、浑身冷、恶寒等现象，是伏寒外透；泻黑便是排毒；小便增多、小便转浊是肾气恢复。

3月21日，电话处方：

制黑附片200g　高丽参3g（另）　辽细辛45g（后）　麻黄5g（日加5g至出汗），日1剂。

3月25日，出现双手抽搐，心区不适；面色晦暗。电话处方：

制黑附片200g　干姜100g　高丽参30g　炙草60g　生山萸肉120g　生龙牡（各）30g　活磁石30g　麝香0.5g（分冲）　生姜120g　生半夏75g

加水3000ml，文火煮2小时，取300ml，入参汁，3小时1次，日夜尽2剂。

服后，精神面色好转，小腿外侧至无名趾有痛感，西医化验确诊为肾炎。

4月3日，于灵石面诊：

六脉散乱大空，两本飘摇，防脱，救阳为急。

方： 制黑附片 200g　干姜 100g　炙草 120g　生山萸肉 120g　生龙牡（各）30g　活磁石 30g　龟甲 30g（打）　鹿角胶 15g（化入）　高丽参 15g（冲）　二杠 1.5g（冲）　砂仁米 30g（姜汁炒）

此方服至脉敛。

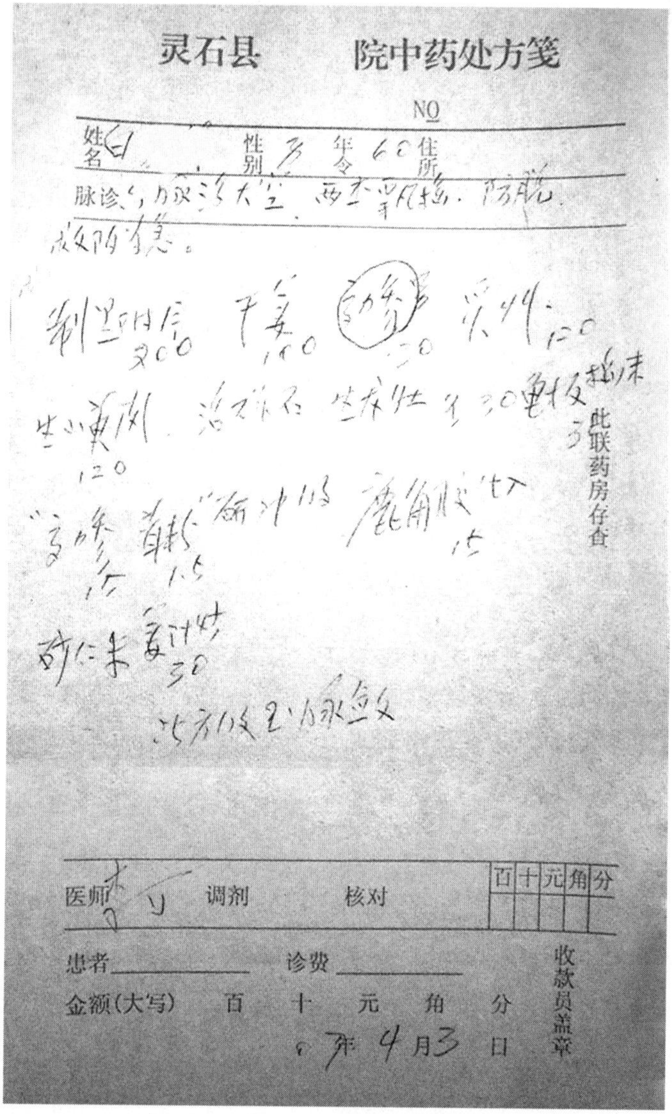
灵石县　　院中药处方笺

NO

姓名　性别　年令　住所

脉诊

此联药房存查

医师　调剂　核对　百 十 元 角 分

患者＿＿＿＿　诊费＿＿＿＿

金额（大写）　百　十　元　角　分

年　月　日

收款员盖章

4 月 5 日，服药后，小便浑浊色黄，有骚臭气味。

并未按量报药，9 天共服 3 剂药。

4 月 12 日，于北京面诊，六脉浮散无根，危！

加入麝香 0.3g（冲服），3 小时 1 次，日夜连服。

按量服药，脉转弦大中空，渐渐收敛转沉细。

4 月 14 日至 15 日，腹中觉热，服法改为日服 1 剂。

至 4 月 19 日期间，心脏病反复发作，西医检查贫血严重，（血红蛋白 3.5g）住院输血。

出院后继续服用中药，但自己减量。

5 月 24 日，擅自试服，套用别的尿毒症患者的处方：

大黄 10g　黄芩 10g　黄连 3g　黑芥穗 10g　防风 6g　生地榆 10g　炒槐花 10g　丹参 10g　茜草 10g　茅根 10g　芦根 10g　赤芍 10g

至夜心脏病频发。滋阴之论作罢。

以后间断按前方服用中药，自减量至 3 天 1 剂。

以上据诉整理。

8 月 18 日，于灵石面诊：

“累计已用附子两万克以上”。二月初诊，六脉浮大空，尿毒症晚期，面晦暗如蒙尘，服大破格救心汤百剂后，脉沉稳，两尺从容，左浮取如蝉翼之振动；食纳佳，二便调；已半年未透析；万幸！仍从原意出入：

生北芪 250g　归身 30g　制附片 200g　干姜 100g　炙草 120g　生山萸肉 120g　三石 30g　龟甲 30g（捣）　高丽参 15g（冲）　砂仁米 30g（姜汁炒）　二杠 1.5g（冲），45 剂。

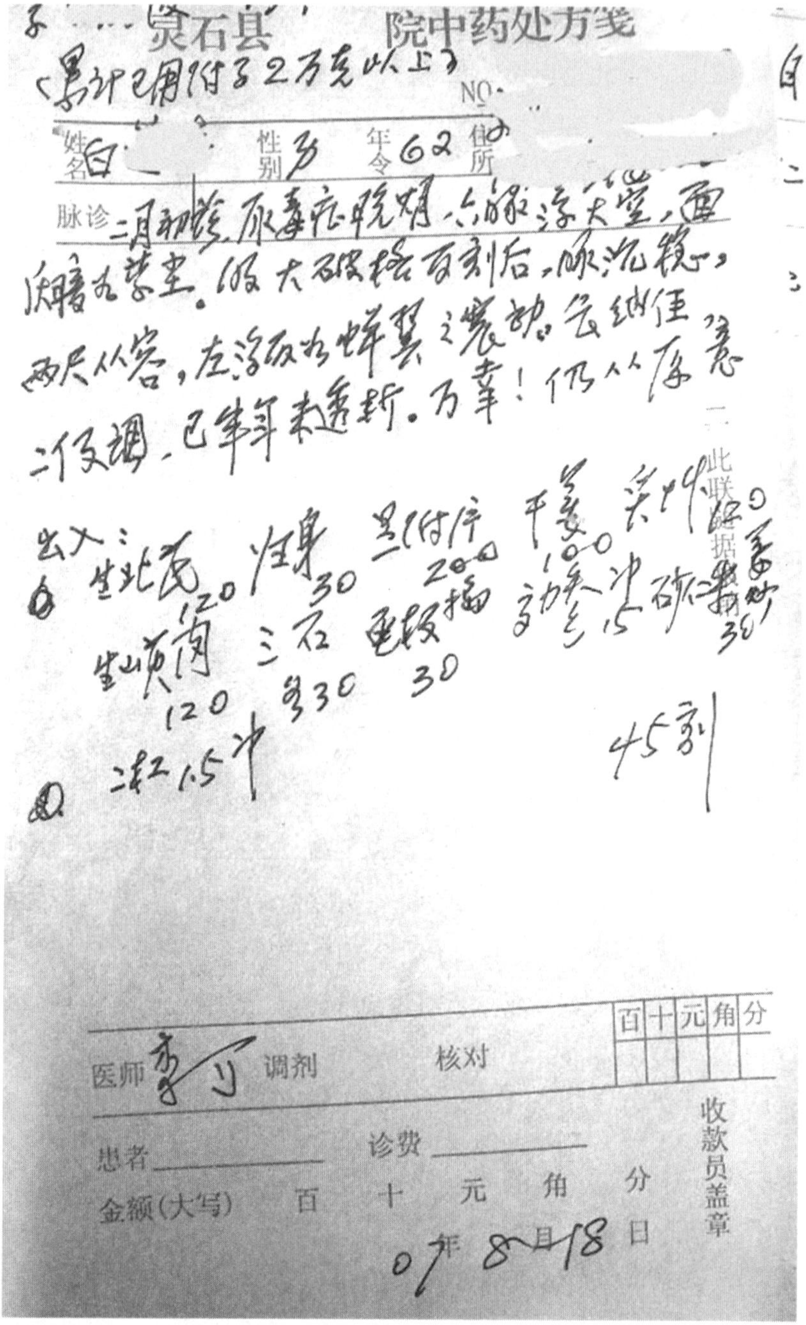

服药后即出现肠鸣腹痛等反应，直至10月情况稳定。

后患者间断服药，中断联系。

后记:

2009年2月10日13:55分，师父接到电话，患者病危，心肾衰竭，浊气上攻，阳气将脱，电话处破格救心汤。

后得知病故，不知有无服药。

张涵记录并整理

糖尿病肾病

任某某，女，53 岁，太原人。

2007 年 12 月 30 日，一诊：

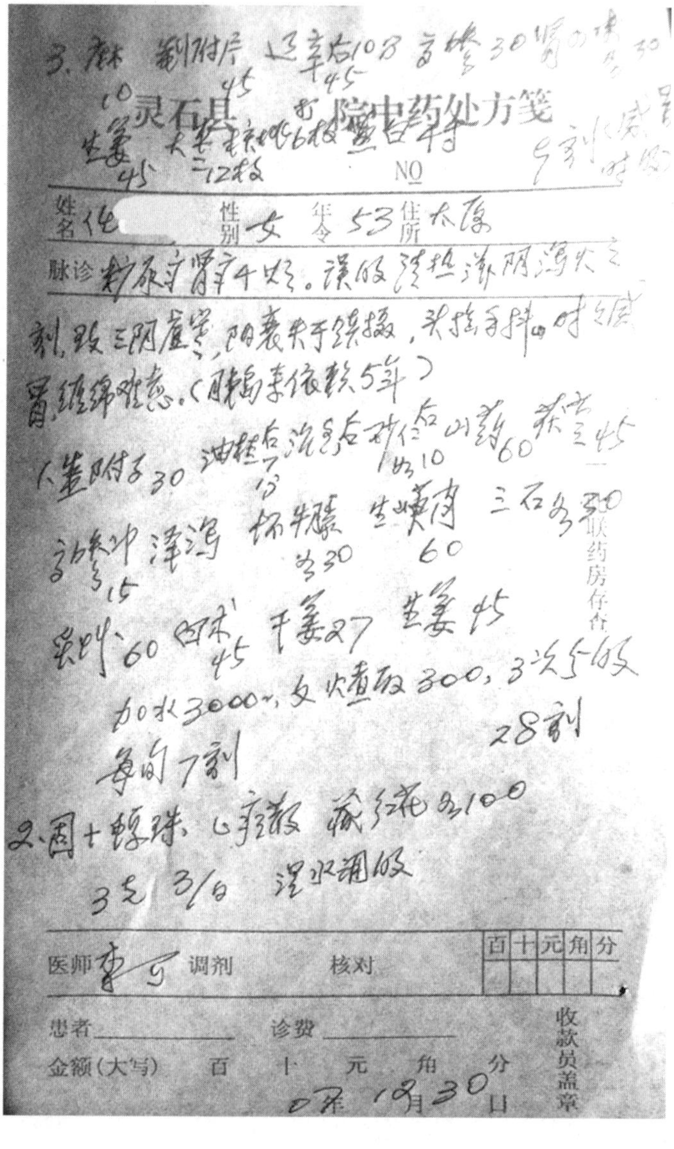

糖尿病肾病4期，误服清热滋阴泻火之剂，致三阴虚寒，阳衰失于镇摄，头摇手抖，时时感冒，缠绵难愈，胰岛素依赖5年。

方1： 生附子30g　油桂10g　沉香10g　砂仁10g　山药60g　茯苓45g　高丽参15g（冲）　泽泻30g　怀牛膝30g　生山萸肉60g　三石（各）30g　炙草60g　白术45g　干姜27g　生姜45g，28剂。

加水3000ml，文火煮取300ml，3次分服，每旬7剂，

方2： 固本散加鳔珠、止痉散、藏红花各100g。

3g/次，日3次，温水调服。

方3： 麻黄10g　制附片45g　辽细辛45g（后10分下）　高丽参30g　肾四味（各）30g　生姜45g　大枣12枚　核桃6枚　葱白4寸，9剂。

感冒时服。

患者自诉病史：

1963年，八岁时上一年级，憋不住尿，45分钟一节课经常尿裤子，尿频一直至成年。经常感冒缠绵，鼻炎，咽喉炎、扁桃体炎，有时服强的松。

1974年12月（19岁）重感冒剧烈咳嗽1月余，以后每年12月必剧烈咳嗽1月余方能好，中西药均无效。1986年做脱敏治疗，咳嗽变缓，感冒仍缠绵不断，以至分不清是旧病复发，还是药品不良反应引发的咳嗽。

1980～1981年，两年间人流4次，留下头顶发空，发晕之症。

1993年查出子宫肌瘤，服中药6年无效而切除子宫。

2002年查出糖尿病，空腹血糖12mmol/L，糖尿病肾病3期，血管发麻，注射胰岛素7个月。

2005年开始口服降压药。引发剧烈干咳，经中西治疗无效，停药后自愈，但是发现肾功能损坏，2007年4月腿肿住院治疗，9月又因腿肿住院治疗，近期又有反复，腰困腰凉，疲乏。现在以胰岛素治疗为主，每晨服降压药半片。

2007年12月14日曾服中药：人参15g　黄芪30g　白术30g　苍术15g　茯苓20g　葛根50g　制附片15g　炙甘草20g　干姜15g，3剂后，

舌头很大，发木；说不出话来，如说话要往上用劲，又觉得有一股气往下压，头摇手抖更甚。头疼、腰痛更甚，有较多黄痰，肝区憋胀。后服发汗药缓解。

青霉素过敏，红霉素过敏，烟、化纤、海鱼、虾、西红柿过敏、玉米面、土豆过敏。

2008年3月1日，二诊：

面色较初诊转红润，头摇手抖减轻，化验指标不降。

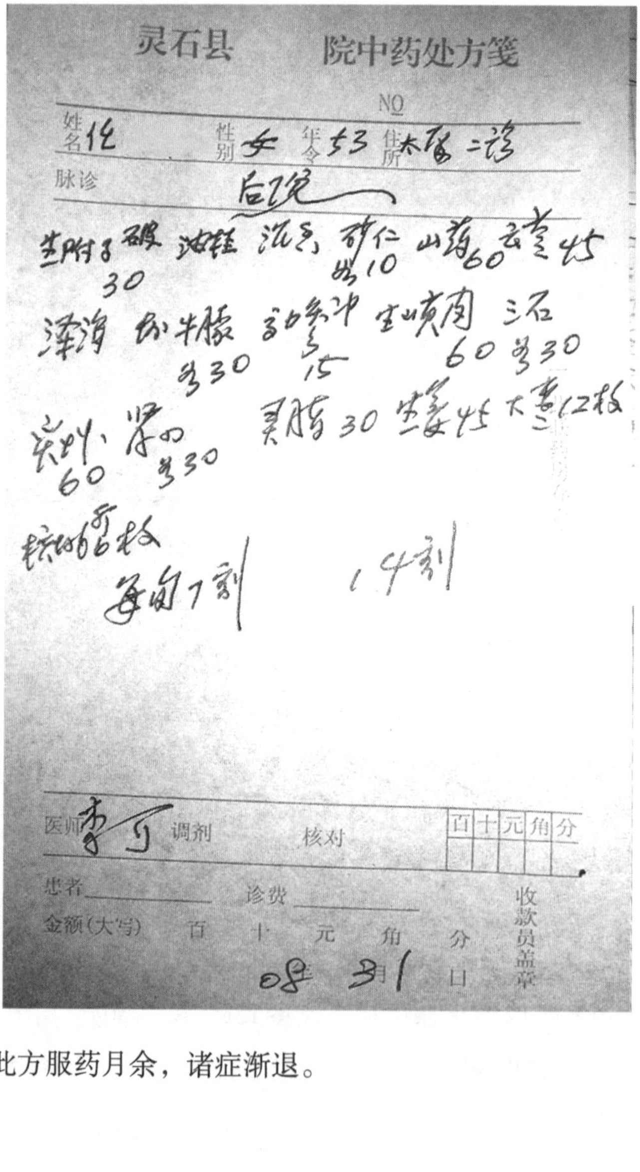
灵石县　　院中药处方笺

NO

姓名　性别 女　年令 53　住所　二诊

脉诊

山药 60　生姜 45　大枣 12枚

每日1剂　14剂

医师 李可　调剂　核对　百 十 元 角 分

患者　诊费

金额(大写)　百　十　元　角　分　收款员盖章

08 3 1　日

后守此方服药月余，诸症渐退。

此症分析：该案幼年肾气即弱，遇外感，不得其治。服寒凉药伤中阳，脾胃失运，病发糖尿病。渐渐邪气入里，陷入太阴、少阴、厥阴，致糖尿病肾病。

恩师治疗此症，以温氏奔豚汤加味纠正药误、培元固本散扶其正气；感冒时以麻附细汤托透之。

患者与我经常联系，知身体尚健。

张涵记录并整理

尿毒症

尿毒症 2 年，糖尿病 8 年。

施某某，男，62 岁。

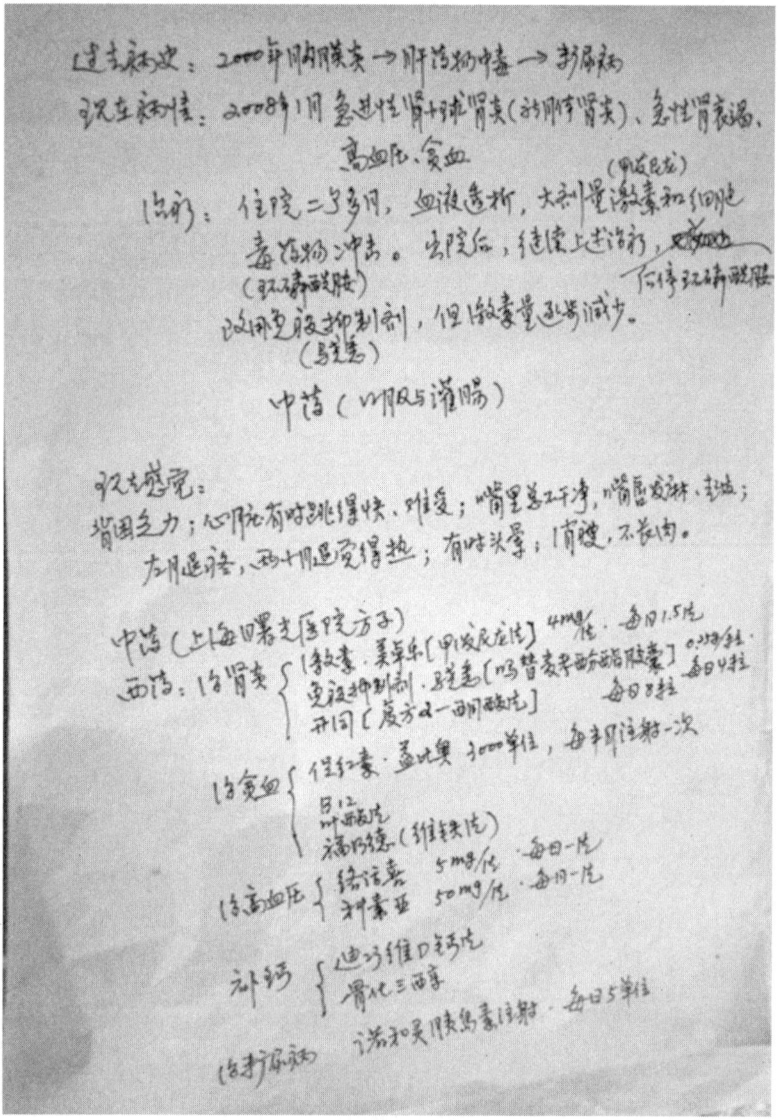

过去病史：2000年胸膜炎→肝药物中毒→糖尿病

现在病情：2008年1月急进性肾小球肾炎（新月体肾炎）、急性肾衰竭、高血压、贫血

治疗：住院二个多月，血液透析，大剂量激素（甲泼尼龙）和细胞毒药物冲击（环磷酰胺）。出院后，继续上述治疗，后停环磷酰胺，改用免疫抑制剂（骁悉），但激素量逐步减少。

中药（口服与灌肠）

现在感觉：

背困乏力；心脏有时跳得快、难受；嘴里总不干净，嘴唇发麻、起皮；左腿还冷，两个腿还觉得热；有时头晕；消瘦，不长肉。

中药（上海曙光医院方子）

西药：治肾炎 { 激素·美卓乐［甲泼尼龙片］4mg/片·每日1.5片
免疫抑制剂·骁悉［吗替麦考酚酯胶囊］0.25g/粒·每日4粒
开同［复方α-酮酸片］每日8粒

治贫血 { 促红素·益比奥 3000单位，每周注射一次
B12
叶酸片
福乃得（维铁片）

治高血压 { 络活喜 5mg/片·每日一片
科素亚 50mg/片·每日一片

补钙 { 迪巧维D钙片
骨化三醇

治糖尿病 诺和灵胰岛素注射·每日5单位

继往史：2000 年 12 月 30 日患外感，继发胸膜炎，治疗中误服抗痨药发生肝中毒，进而导致糖尿病。

现病史：2008 年 1 月，感冒后引起急进性肾小球肾炎（北医大确诊为三型新月体型肾炎）、急性肾衰竭，高血压，贫血，住院治疗 2 个多月，血液透析月余，大剂量激素和细胞毒药物冲击治疗（甲泼尼龙，环磷酰胺），后停环磷酰胺，改用免疫抑制剂（吗替麦考酚酯胶囊），但激素量逐步减少，并使用中药（口服与灌肠）。

现症状：眩（有时头晕），悸（心脏有时跳得快难受），背困乏力；嘴里总是不干净，嘴唇发麻，起皮，左腿疼如电击，无汗，两小腿觉得热，消瘦。

目前用药：中药（上海曙光医院方子），大率皆益气，清解，通腑，破瘀之属。

西药：治肾炎：甲泼尼龙片 4mg/片，每日 1.5 片；免疫抑制剂，吗替麦考酚酯胶囊，0.25g/粒，每日 4 粒；复方 α－酮酸片每日 8 粒。治贫血，重组人促红素注射液，3000U，每半个月注射一次；维生素 B_{12}，叶酸片，（维铁片）。治高血压：苯磺酸氨氯地平片，5mg/片，每日一片，氯沙坦钾片，50mg/片，每日一片。补钙：迪巧维 D 钙片，骨化三醇。治糖尿病，诺和灵胰岛素注射，每日 5 个单位。

2008 年 1 月 30 日，山医大二院诊断：新月体型肾炎。

辨证：2001 年外感，表邪内陷三阴达 9 年之久。

方 1：生黄芪 500g　麻黄 45g（另包，先煎去上沫）　生附子 30g　制川乌 30g　黑小豆 30g　防风 30g　辽细辛 60g　干姜 70g　高丽参 15g　五灵脂 30g　桂枝 45g　桃仁 30g　赤芍 30g　炙甘草 60g　全虫 6g　大蜈蚣 3 条　生姜 45g　葱白 4 寸　生山萸肉 90g　生龙骨 30g　生牡蛎 30g　活磁石 30g。加水 3000ml，先煮麻黄去上沫，文火煮 2 小时，去渣，浓缩至 300ml，3 次分服，得畅汗，麻黄留 5g。21 剂，每旬服 7 剂。

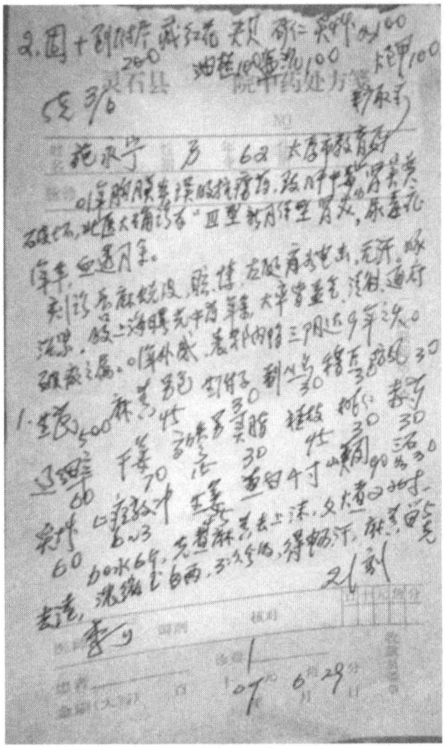

方2：培元固本散，加炮附片200g，藏红花、尖贝、砂仁、炙甘草各100g，油桂100g，盘沉香100g，炮甲珠100g，每次5g，每日3次。

二诊：2009年10月29日。

服药后化验肾功能明显好转，感觉有精神，脸色好，吃饭活动后出汗（大小腿上没有汗）。

存在的问题：胃口不好，瘦了5～6斤，停药20天恢复4斤，大小便不如过去畅快，停药后恢复，晚上眨眼要醒。

肌酐由151μmol/L降至111μmol/L（参考范围44～133μmol/L）。

方1：生黄芪500g　生附子45g　制川乌30g　黑小豆30g　防风30g　辽细辛90g　干姜90g　桃仁30g　白术90g　桂枝45g　赤芍45g　炙甘草60g　高丽参15g（另煎）　五灵脂30g　枸杞子30g　菟丝子30g　补骨脂30g　仙灵脾30g　大黄10g　全虫6g　大蜈蚣3条　茯苓45g　蜂蜜150g　生姜45g　大枣12枚　核桃6枚，加水3500ml，文火煮2

小时，去渣，入蜜，浓缩至300ml，入参汁，3次分服，30剂。

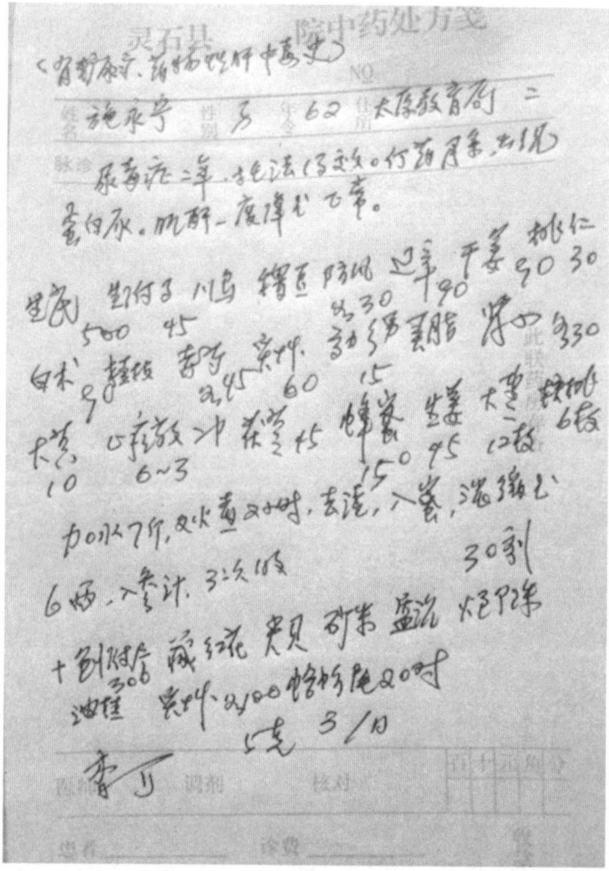
灵石县 院中药处方笺

NO.

姓名　性别　年龄　住所

脉诊

医师　调剂　核对

患者　诊费

方2：培元固本散，加炮附片300g，藏红花、尖贝、砂仁米、盘沉香各100g，炮甲珠100g，油桂100g，炙甘草100g，蛤蚧20对，每次5g，每日3次。

2009年10月22日，肌酐149μmol/L（正常值44～133μmol/L）；血常规：血红蛋白略偏低，血小板略偏高，尿系列正常，仍用西药，请教李老后，停用部分西药，只保留胰岛素每日注射6U。

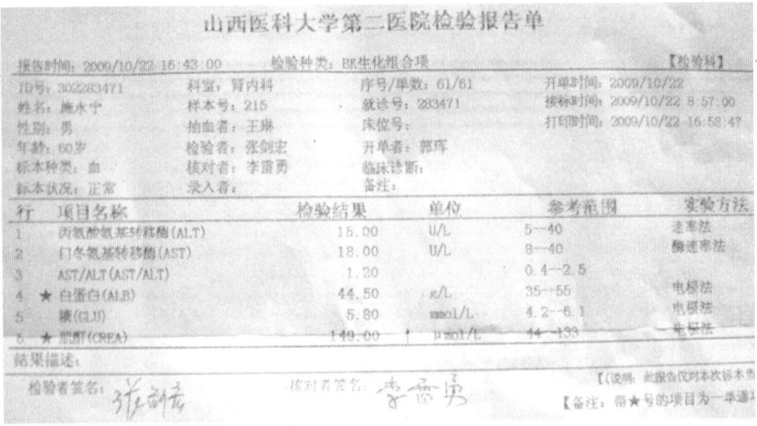

山西医科大学第二医院检验报告单

报告时间：2009/10/22 16:43:00　检验种类：BK生化组合项　【检验科】

ID号：302283471　科室：肾内科　序号/单数：61/61　开单时间：2009/10/22
姓名：施水宁　样本号：215　就诊号：283471　接标时间：2009/10/22 8:57:00
性别：男　抽血者：王琳　床位号：　打印时间：2009/10/22 16:58:47
年龄：60岁　检验者：张剑宏　开单者：郭珲
标本种类：血　核对者：李雷勇　临床诊断：
标本状况：正常　录入者：　备注：

行	项目名称	检验结果	单位	参考范围	实验方法
1	丙氨酸氨基转移酶(ALT)	15.00	U/L	5--40	速率法
2	门冬氨基转移酶(AST)	18.00	U/L	8--40	酶速率法
3	AST/ALT(AST/ALT)	1.20		0.4--2.5	
4	★白蛋白(ALB)	44.50	g/L	35--55	电极法
5	糖(GLU)	5.80	mmol/L	4.2--6.1	电极法
6	★肌酐(CREA)	149.00 ↑	μmol/L	44--133	电极法

结果描述：

检验者签名：张剑宏　核对者签名：李雷勇

【(说明：此报告仅对本次标本负
【备注：带★号的项目为一单通

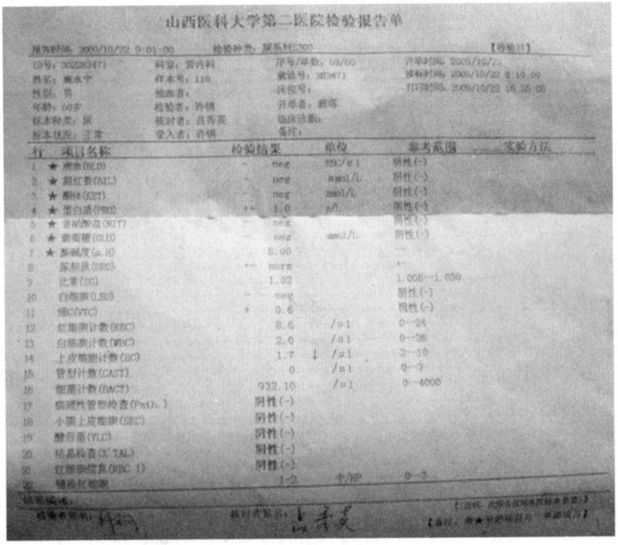

山西医科大学第二医院检验报告单

报告时间：2009/10/22 9:01:00　检验种类：尿系列C300　【检验科】

ID号：302283471　科室：肾内科　序号/单数：59/60　开单时间：2009/10/22
姓名：施水宁　样本号：116　就诊号：283471　接标时间：2009/10/22 8:10:00
性别：男　抽血者：　床位号：　打印时间：2009/10/22 16:35:00
年龄：60岁　检验者：许娟　开单者：郭珲
标本种类：尿　核对者：吕秀英　临床诊断：
标本状况：正常　录入者：许娟　备注：

行	项目名称	检验结果	单位	参考范围	实验方法
1	★潜血(BLD)	- neg	RBC/μl	阴性(-)	
2	★胆红素(BIL)	- neg	μmol/L	阴性(-)	
3	★酮体(KET)	- neg	mmol/L	阴性(-)	
4	★蛋白质(PRO)	++ 1.0	g/L	阴性(-)	
5	★亚硝酸盐(NIT)	- neg		阴性(-)	
6	★葡萄糖(GLU)	- neg	mmol/L	阴性(-)	
7	★酸碱度(p.H)	5.00		--	
8	尿胆原(URO)	+- norm		+-	
9	比重(SG)	1.02		1.005--1.030	
10	白细胞(LEU)	- neg		阴性(-)	
11	维C(VTC)	+ 0.6		阴性(-)	
12	红细胞计数(RBC)	8.6	/μl	0--24	
13	白细胞计数(WBC)	2.0	/μl	0--26	
14	上皮细胞计数(EC)	1.7 ↓	/μl	2--10	
15	管型计数(CAST)	0	/μl	0--3	
16	细菌计数(BACT)	932.10	/μl	0--4000	
17	病理性管型检查(Path.)	阴性(-)			
18	小圆上皮细胞(SEC)	阴性(-)			
19	酵母菌(YLC)	阴性(-)			
20	结晶检查(X'TAL)	阴性(-)			
21	红细胞信息(RBC I)	阴性(-)			
22	镜检红细胞	1-2	个/HP	0--3	

结果描述：

检验者签名：[illegible]　核对者签名：[illegible]

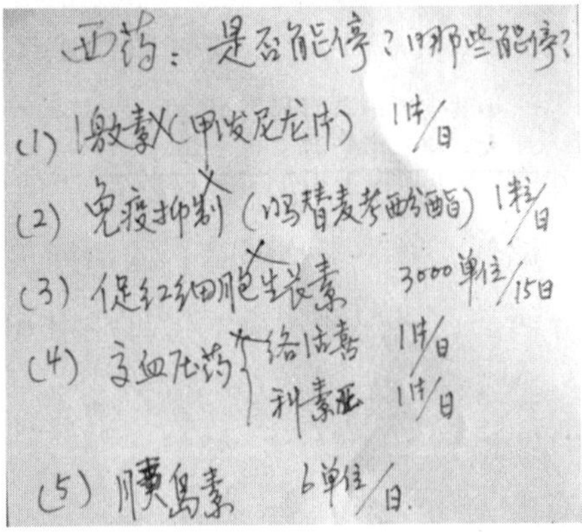

西药：是否能停？哪些能停？

(1) 激素(甲泼尼龙片) 1片/日

(2) 免疫抑制剂(吗替麦考酚酯) 1粒/日

(3) 促红细胞生长素 3000单位/15日

(4) 降血压药 络活喜 1片/日
科素亚 1片/日

(5) 胰岛素 6单位/日.

李洪渊记录并整理

重症乙肝肝硬化 1 例

赵某某，男，31 岁，陕西人。

重症乙肝，肝硬化，经西医治疗两年半，一度病危。

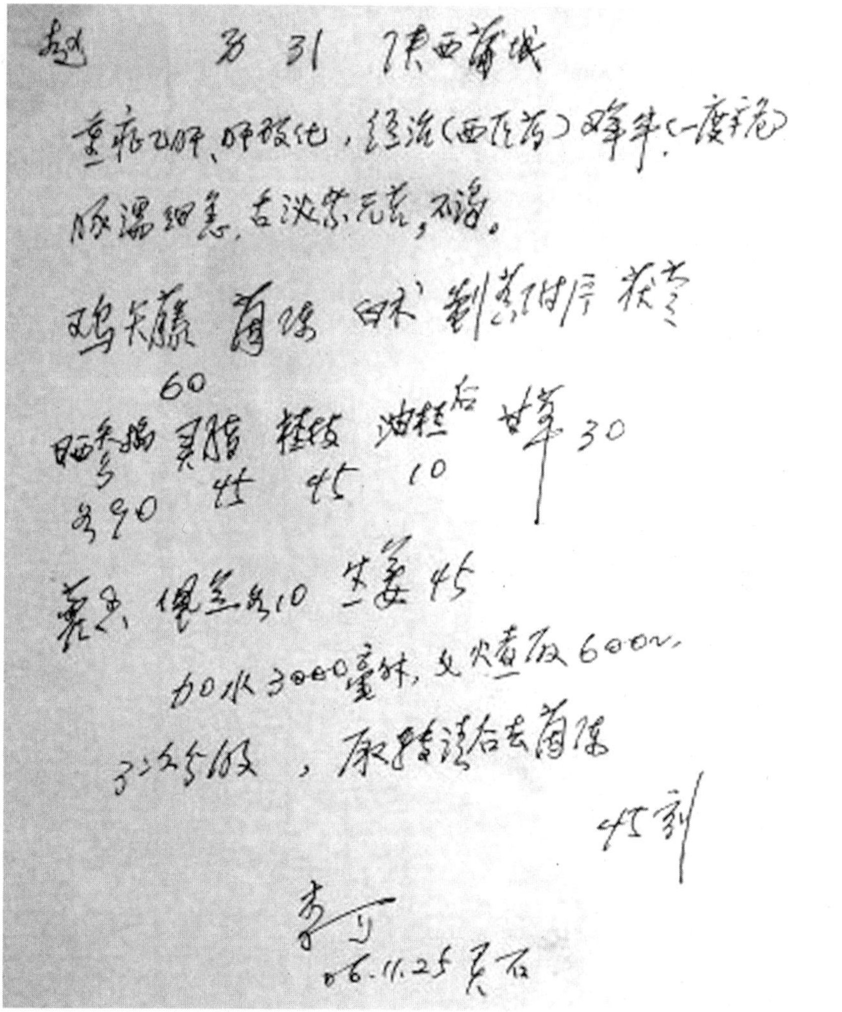
赵 男 31 陕西蒲城

重症乙肝、肝硬化，经治（西医药）两年半，一度病危

脉濡细急，舌淡紫无苔，不渴。

鸡矢藤 茵陈 白术 制黑附片 茯苓

60

晒参须 灵脂 桂枝 油桂后 甘草30

各90 45 45 10

姜枣 砂蔻各10 生姜45

加水3000毫升，文火煮取600ml，

3次分服，服药后去茵陈

45剂

李可

06.11.25 灵石

2003 年 6 月体检发现乙肝“大三阳”；2004 年 5 月自觉疲乏；纳差，食入胀加；溲如浓茶，皮肤及巩膜黄染；2004 年 6 月 6 日入住中国

人民解放军第458医院（空军医院），诊为重型乙肝，黄疸，肝硬化，胆囊炎，脾大；一度病危，西药治疗，控制症状。2004年9月27日出院；2005年4月25日病情加重再次住院，一度病危。458医院传染科主治医生推荐来灵石治疗。2006年11月25日一诊：脉濡细急；舌淡紫无苔；不渴。

方：鸡矢藤60g　茵陈90g　白术90g　制附片90g　茯苓90g　晒参90g　藿香10g　佩兰10g　五灵脂45g　油桂10g（后）　甘草30g　生姜45g，加水3000ml，文火煮取600ml，日分三次服，尿转清后去茵陈，45剂。

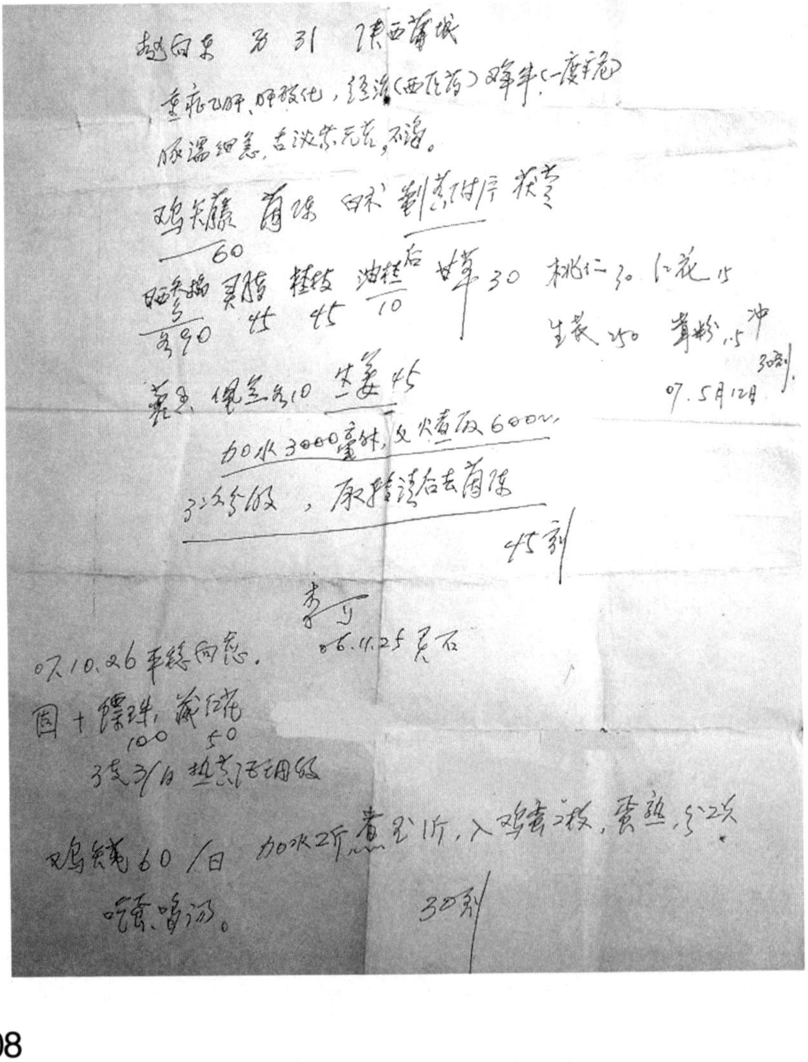
赵向东　男　31　陕西蒲城
重症乙肝，肝硬化，经治（西医药）好转（一度病危）
脉濡细急，舌淡紫无苔，不渴。
鸡矢藤　茵陈　白术　制附片　茯苓
60
晒参　灵脂　桂枝　油桂（后）　甘草30
各90　45　45　10
藿香　佩兰各10　生姜45
加水3000毫升，文火煮取600ml，
3次分服，尿转清后去茵陈
45剂
李可
06.11.25　灵石

2007 年 5 月 12 日二诊处方：守方加桃仁 30g　红花 15g　生芪 250g　二杠 1.5g（冲），30 剂。

2007 年 7 月 8 日三诊处方：守方继续服用。

2007 年 10 月 26 日四诊：平稳向愈：

方：固本散加鱼鳔珠 100g　藏红花 50g　3g/次，3 次/日，热黄酒调服。

此例经治年许，患者由体质羸弱逐渐康复，前后判若两人。

2008 年 3 月 2 日五诊，身体康复很好，走路几公里不累。处方：培元固本散方常服。

张涵记录并整理

乙肝脊椎病 1 例

武某，男，31 岁，乙肝脊椎病，山西人。

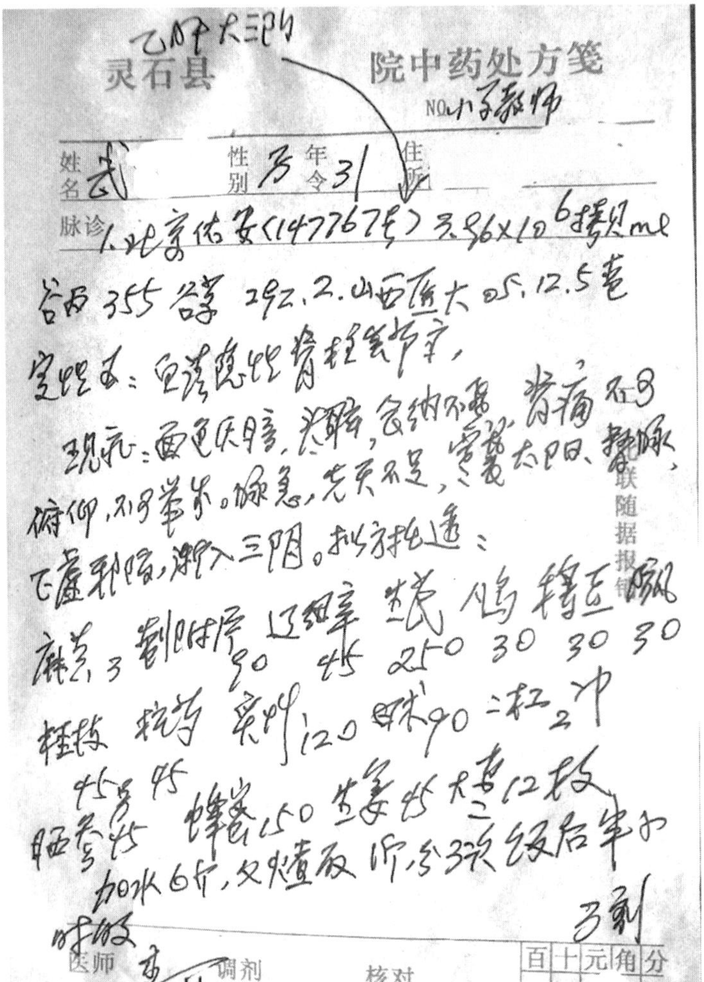
灵石县 院中药处方笺

NO.

姓名 性别 年令 住所

脉诊

医师 调剂 核对

百 十 元 角 分

1：北京佑安医院（147767 号）乙肝大三阳，3.96×10^{6}ml，谷丙转氨酶 355U/L，谷草转氨酶 292U/L。

2：山西医大 2005 年 12 月 25 日查，定性为血清隐性脊柱关节病。

2006年8月12日，一诊：面色晦暗，头眩，食纳不香，脊痛不可俯仰，不可举步；脉急。先天不足，寒袭太阳、督脉，正虚邪陷，渐入三阴。拟方托之：

方：麻黄3g　制附片90g　辽细辛45g　生芪250g　川乌30g　稆豆30g　桂枝45g　杭芍45g　炙草120g　白术90g　二杠2g（冲）　晒参45g　防风30g　蜂蜜150ml　生姜45g　大枣12枚　加水3000ml，文火煮取500ml，日分3次服，3剂。

2006年9月3日，二诊：服药8剂，诸症可退五六；脊痛全止。

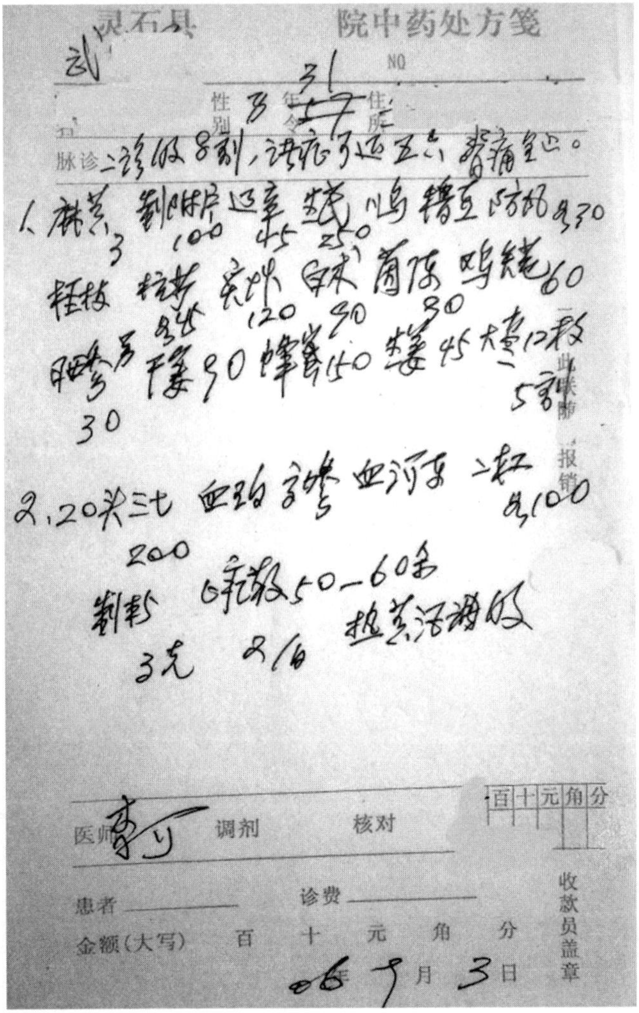

方：麻黄 3g　制附片 100g　辽细辛 45g　生芪 250g　川乌 30g　稽豆 30g　防风 30g　桂枝 45g　杭芍 45g　炙草 120g　白术 90g　茵陈 90g　鸡矢滕 60g　晒参 30g（另）　干姜 90g　蜂蜜 150ml　生姜 45g　大枣 12 枚

加水 3000ml，文火煮取 500ml，日分 3 次服，5 剂。

固本散加止痉散 50～60，制粉，3g/次，3 次/日。

2006 年 9 月 9 日，三诊：守方，制附片增量至 150g，5 剂。

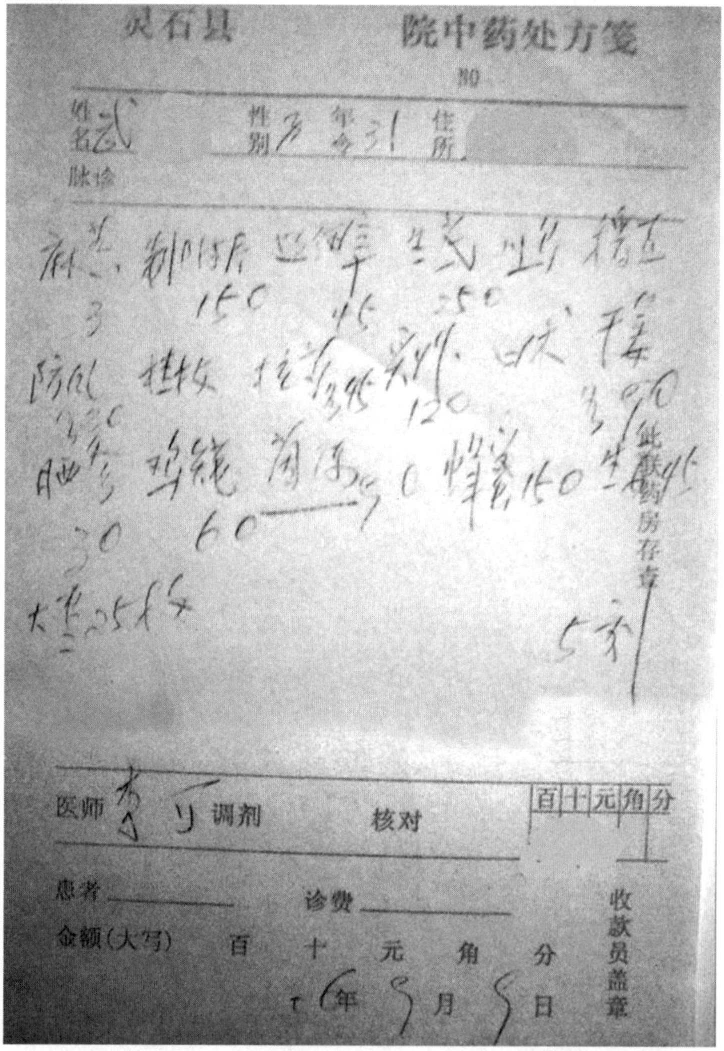
灵石县　院中药处方笺
NO
姓名　性别　年令　住所
脉诊
此联药房存查
医师　调剂　核对
百　十　元　角　分
患者　诊费
金额(大写)　百　十　元　角　分
年　月　日
收款员盖章

2006年10月7日，四诊：

药进26剂，谷丙转氨酶由355U/L降至189U/L，谷草转氨酶由292U/L降至137U/L，总胆红素已正常，乙肝引起反应性脊柱关节炎。

食纳渐佳，面晦退去大半，痛减十之七八；脉缓；舌淡红润，中裂，夜尿频，遗精一次，久病肾气不固。

方：制附片增量至200g；加肾四味各30g，核桃6枚，5剂。

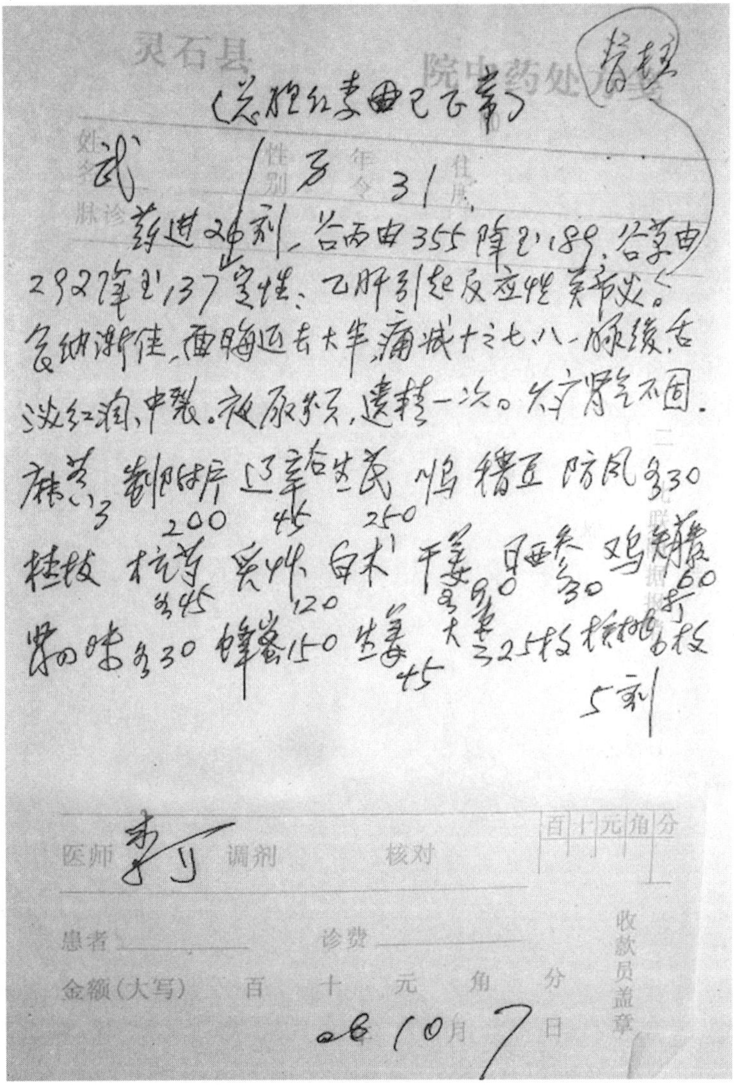

灵石县　　院中药处方笺

（总胆红素由已正常）　脊柱

姓名 武　性别 男　年令 31　住址

脉诊

药进26剂，谷丙由355降至189，谷草由292降至137，至此，乙肝引起反应性脊节炎。食纳渐佳，面晦退去大半，痛减十之七八，脉缓，舌淡红润，中裂。夜尿频，遗精一次。久病肾气不固。

麻黄3　制附片200　辽细辛45　生芪250　乌梅　黑豆　防风各30

桂枝　赤芍各45　炙草120　白术　干姜各90　红参30　鸡血藤60

肾四味各30　蜂蜜150　生姜45　大枣25枚　核桃6枚

5剂

医师 李可　调剂　核对　百 十 元 角 分

患者　诊费

金额（大写）　百　十　元　角　分　收款员盖章

06　10月7日

2006 年 11 月 4 日，五诊：守方：制附片增量至 250g，麻黄增至 10g，5 剂。

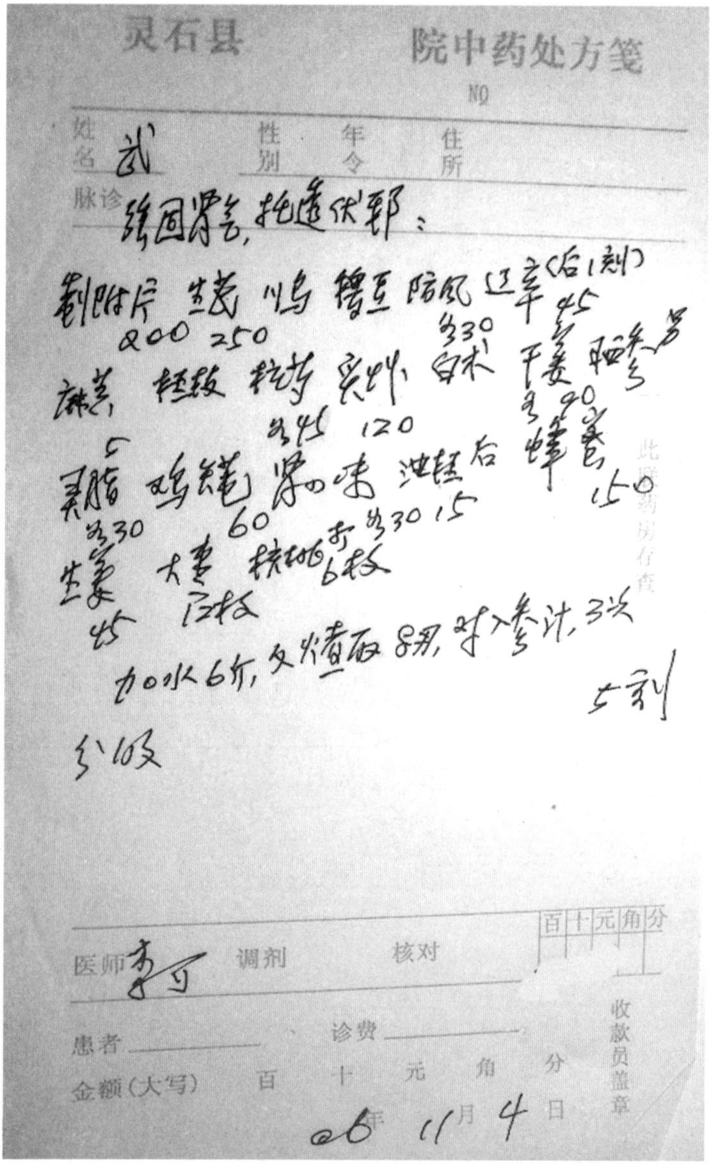
灵石县 院中药处方笺

NO

姓名 武　性别　年令　住所

脉诊 温固肾气，托透伏邪：

制附片 200 250　生芪 250　川乌 30　黑豆 30　防风 30　辽辛 45（后下）

麻黄 5　桂枝 45　赤芍 45　炙草 120　白术 90　干姜 90　细辛

五灵脂 30　鸡内金 60　蜂房 30　徐长卿 15　蜂蜜 150

生姜 45　大枣 12 枚　核桃 6 枚

加水 6 斤，文火煮取 8 两，兑入参汁，3 次分服　5 剂

医师 李可　调剂　核对

患者　诊费

金额（大写）百 十 元 角 分

06 年 11 月 4 日

收款员盖章

此联药房存查

2007 年 1 月 23 日，六诊：守方：制附片增量至 300g，加五灵脂 45g，5 剂。

以后逐步好转，断续服中药乌头汤，固本散。

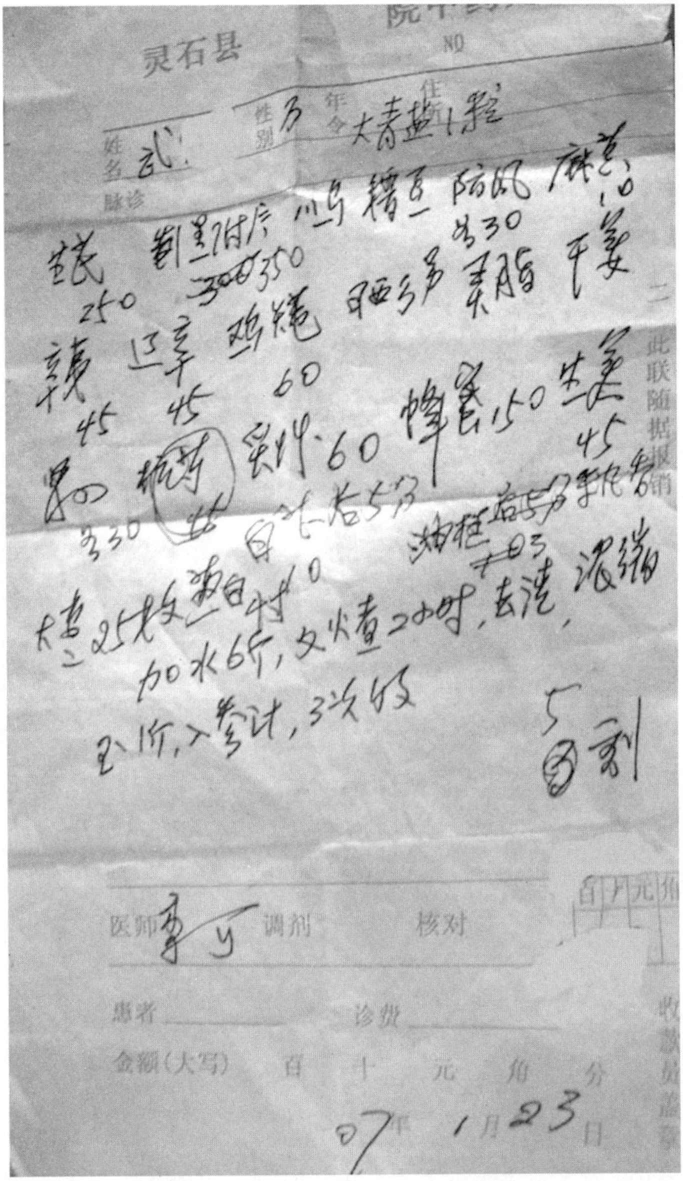

2008 年 1 月 5 日，七诊：服乌头汤变方 80 余剂，病退十之八九，面色由晦暗转红润，可胜任工作。

方 1：守方：乌头汤变方，15 剂。

方 2：固本散加鱼鳔珠 100g、蛤蚧 10 对、炮甲珠 100g，制粉，3g/次，3 次/日，热黄酒调服。

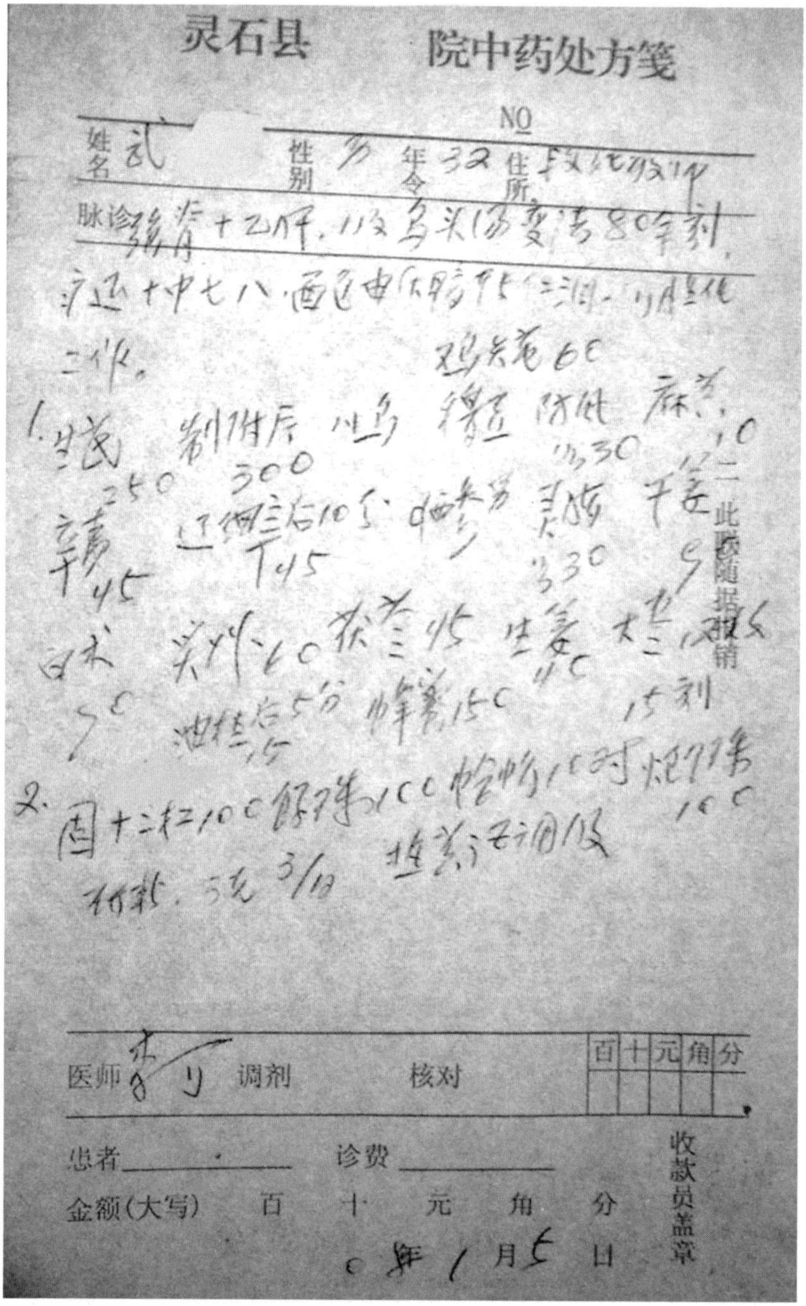

灵石县 院中药处方笺

NO

姓名 性别 年令 住所

脉诊

医师 调剂 核对

百	十	元	角	分

患者＿＿＿＿＿＿ 诊费＿＿＿＿＿＿

金额(大写) 百 十 元 角 分

年 月 日

收款员盖章

二 此联随据报销

张涵记录并整理

乙肝　初期肝硬腹水　肝豆状核变性

王某某，男，11 岁，介休人。

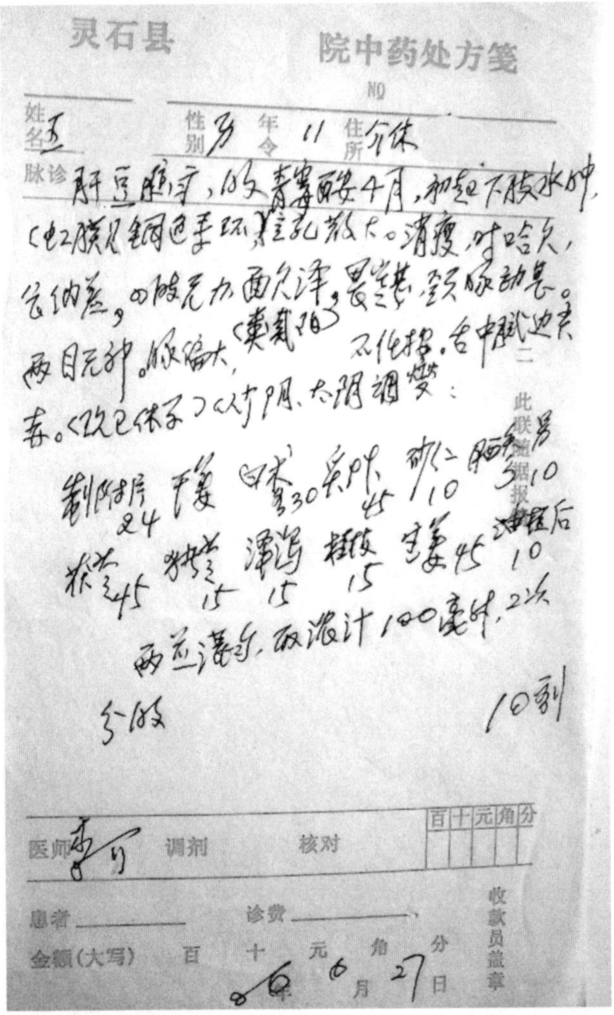

灵石县　　院中药处方笺

NO

姓名 王　性别 男　年令 11　住所 介休

脉诊

医师　调剂　核对

百　十　元　角　分

患者　诊费

金额（大写）百　十　元　角　分　86 年 6 月 27 日

收款员盖章

省儿童医院诊为“肝豆状核变性”，肝功能不全，谷丙转氨酶 140U/L，初期肝硬变，腹水；初起下肢水肿，虹膜见铜色素环，瞳孔散大；消瘦，神倦思睡，时哈欠；食纳差，四肢无力；现已休学。

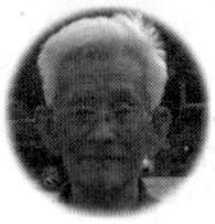

2006年6月27日，一诊：面色萎黄无华，腹大高出胸际，畏寒甚，颈脉动甚，两目无神，脉偏大不任按，舌中腻边尖赤。

先天不足。寒湿困脾，火不生土。

治在两本，从少阴太阴调燮。

方：制附片24g　干姜30g　白术30g　炙草45g　砂仁米10g　晒参10g（另）　茯苓45g　猪苓15g　泽泻15g　桂枝15g　生姜45g　油桂10g（后），两煎混匀，取汁100ml，日分2次服，5剂。

2006年8月25日，二诊：服药20剂，腹胀已松，食纳精神转佳。

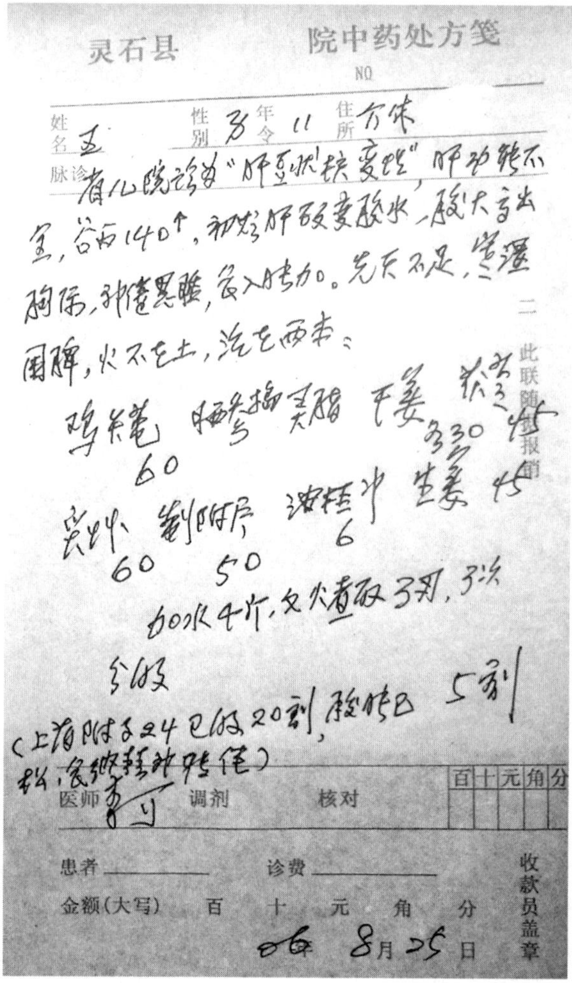
灵石县　院中药处方笺

NO

姓名 王　性别 男　年令 11　住所 介休

脉诊 省儿院诊为"肝豆状核变性"，肝功能不全，谷丙140↑，初诊肝硬变腹水，腹大高出胸际，形体黑瘦，食入胀加。先天不足，寒湿困脾，火不生土，治在两本：

加水4斤，文火煮取3两，3次分服　5剂

（上方附子24已服20剂，腹胀已松，食纳精神转佳）

医师 李可　调剂　核对

患者　诊费

金额(大写)　百　十　元　角　分

06　8月25日

收款员盖章

此联随　报销

方：鸡矢藤 60g　晒参 30g　五灵脂 30g　干姜 30g　茯苓 45g　炙草 60g　制附片 50g　油桂 6g（冲）　生姜 45g　加水 2000ml，文火煮取 150ml，3 次分服，5 剂。

2006 年 9 月 8 日，三诊：腹水消尽，食纳佳；谷丙转氨酶由 214U/L 降至 110U/L，98U/L。守方，制附片增量至 60g，10 剂。

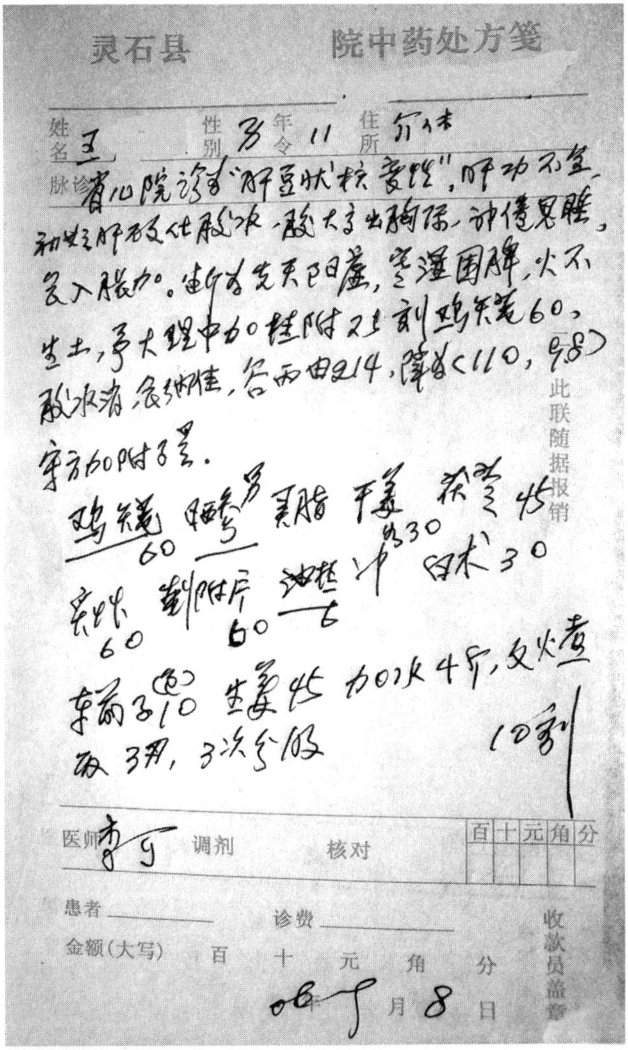

张涵记录并整理

乙肝肝硬化腹水 1 例

谢某，女，36 岁，石家庄人。

2006 年 3 月 19 日：

方： 固本散加炮甲珠、鱼膘、虫草、藏红花、油桂各 50g。3g/次，3 次/日。

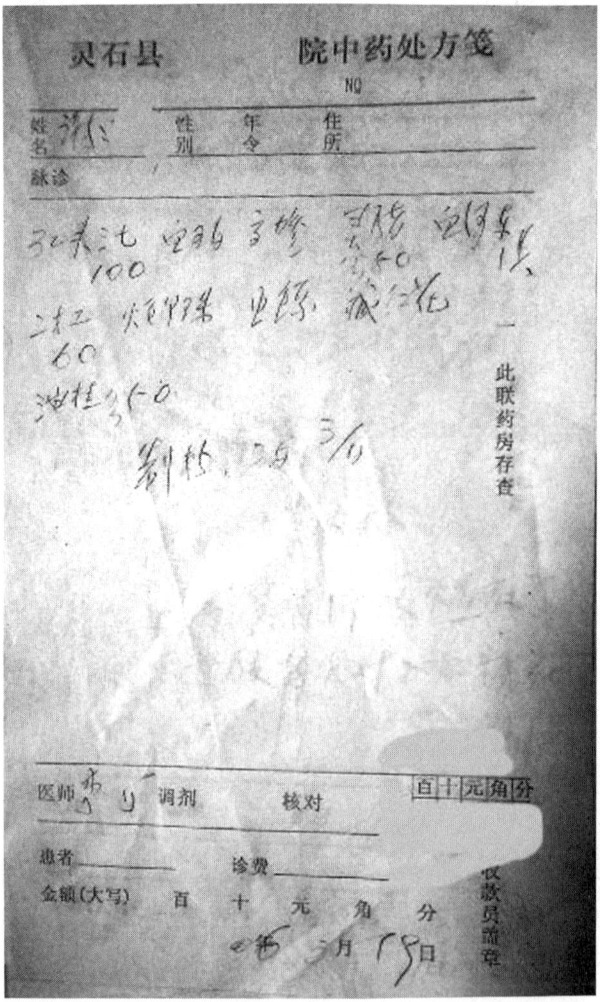

2006年8月9日，我第一次见到她，因为看不出一点病态，还问她给谁看病。她说患乙肝，原来病很重，经李老治疗2年，现在已经好了，每年服一料固本散巩固，以防复发。

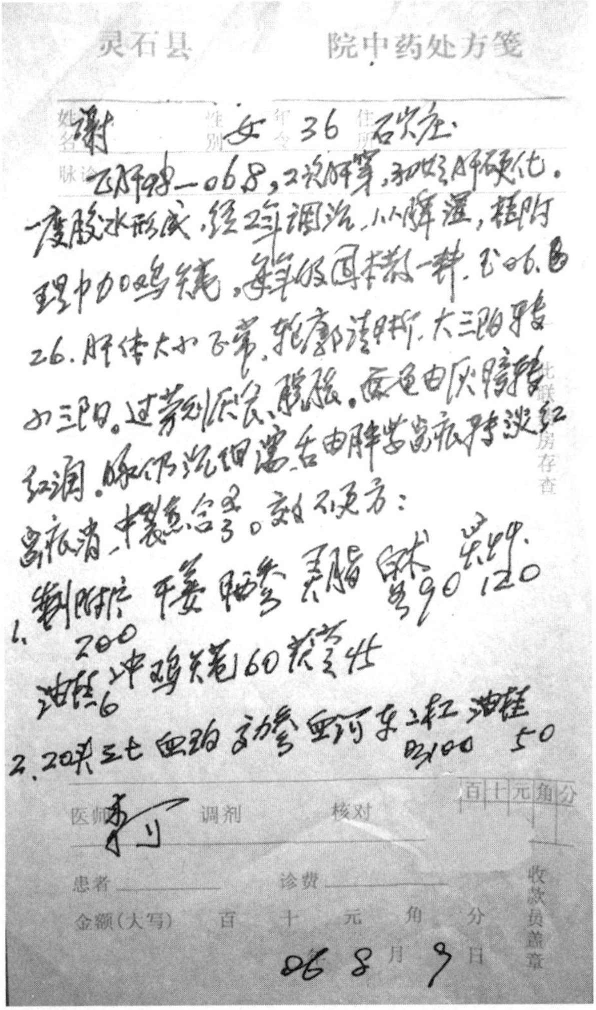

恩师处方：乙肝，1998年到2006年8月，两次肝穿，初期肝硬化，一度腹水形成。经2年调治，从脾湿论治，附桂理中汤加鸡矢藤，每年服固本散一料，至2006年6月26日，肝体大小正常，“大三阳”转“小三阳”。过劳则厌食，脘胀；面色由灰暗转红润；脉沉细濡；舌由淡胖紫齿痕转淡红，齿痕消，中裂愈合2/3，效不更方。

方 1： 制附片 200g　干姜 90g　晒参 90g　五灵脂 90g　炙草 120g　油桂 6g（冲）　鸡矢滕 60g　茯苓 45g

方 2： 固本散加油桂 50g

2006 年 11 月 10 日：

方： 固本散加五灵脂 100g　油桂 50g　鸡内金 100g　鳔珠 100g。

2007 年 4 月 5 日：

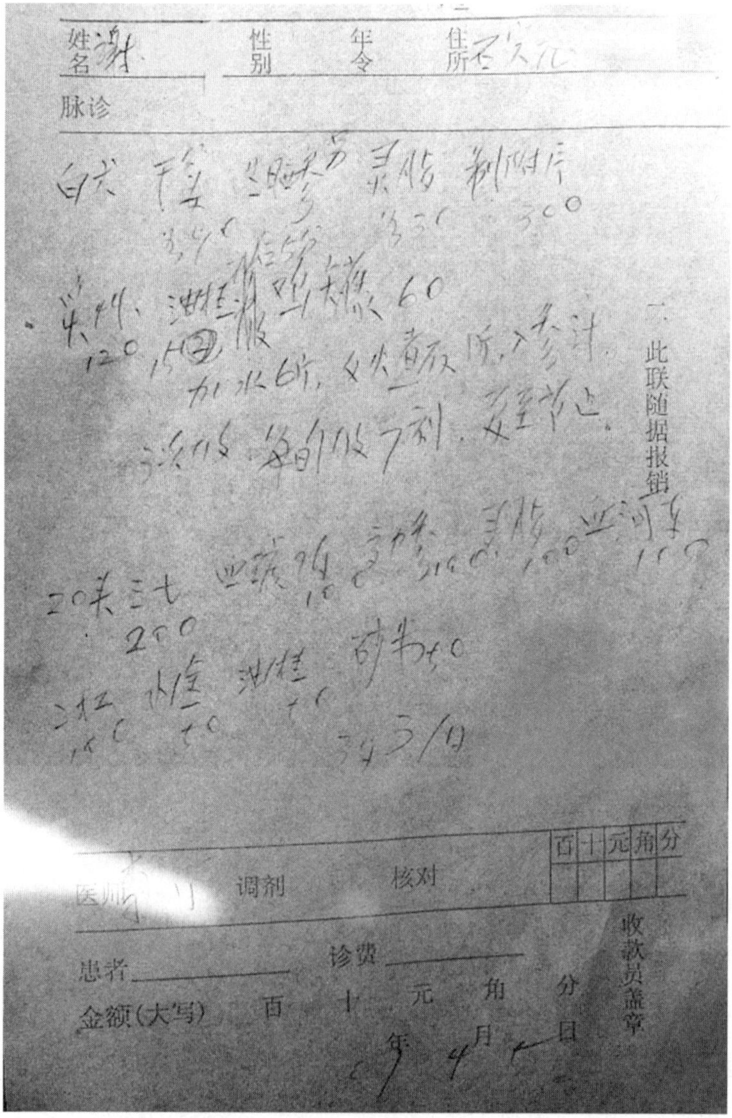

姓名　性别　年令　住所

脉诊

一、此联随据报销

医师　调剂　核对　百 十 元 角 分

患者　诊费　收款员盖章

金额(大写)　百　十　元　角　分

年　月　日

方 1：白术 90g　干姜 90g　晒参 30g　五灵脂 30g　制附片 300g　炙草 120g　油桂 15g　鸡矢藤 60g，服至夏至止。

方 2：固本散加五灵脂 100g、鸡内金 100g、油桂 50g、砂仁米 50g。

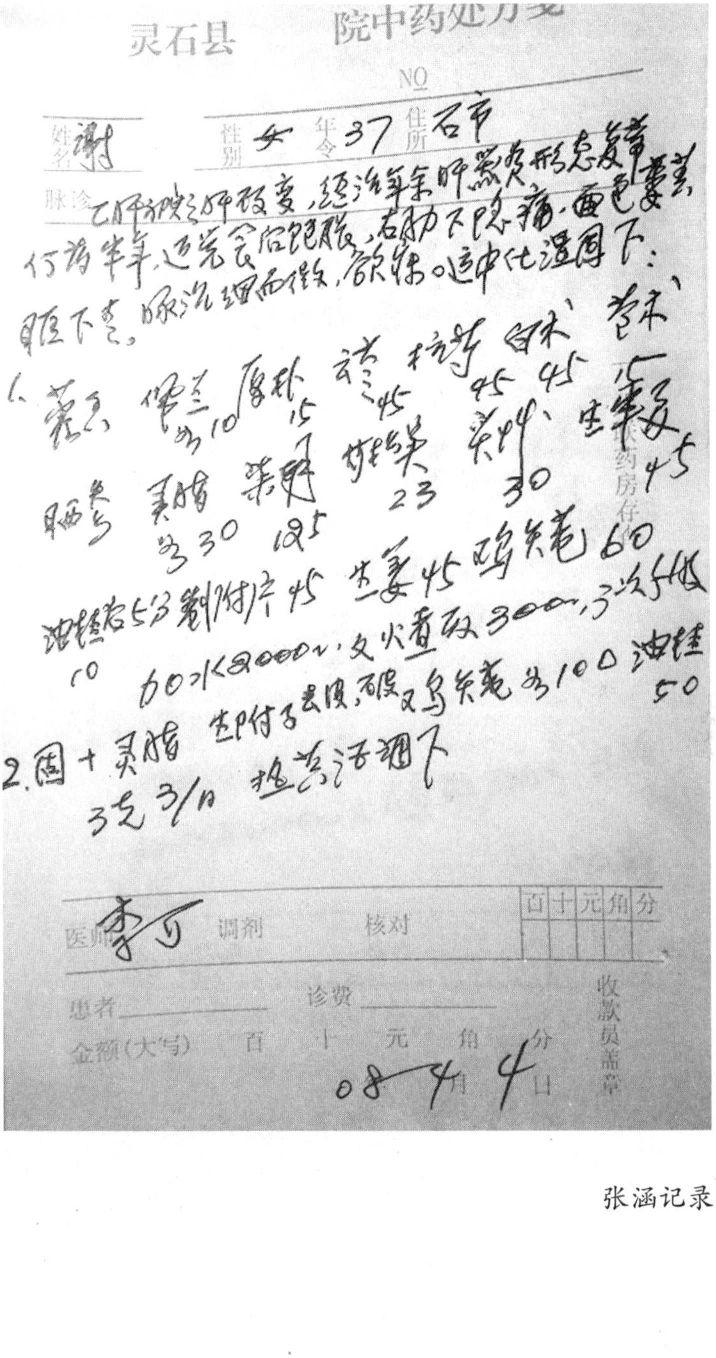

张涵记录并整理

肝硬化腹水

张某某，女，71岁，河南获嘉。

2007年8月17日，二诊（一诊资料丢失）：

脉沉弦搏，肝硬化腹水。

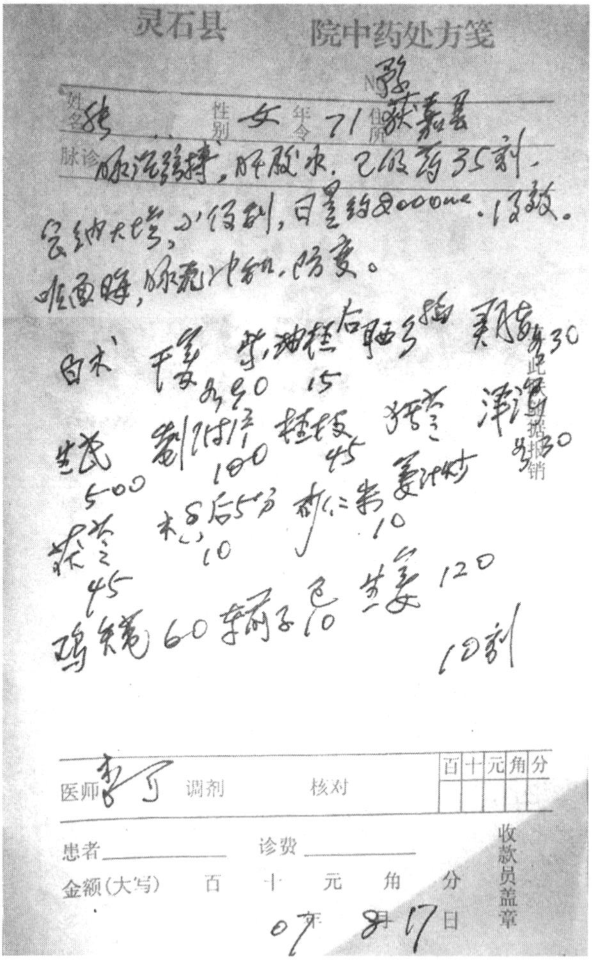

灵石县　　院中药处方笺

姓名　张　性别　女　年令　71　住所　获嘉县

脉诊　脉沉弦搏，肝腹水。已服药35剂。食纳大增，小便利，日量约2000ml。得效。惟面晦，脉无冲和，防变。

10剂

医师　调剂　核对　百 十 元 角 分

患者　诊费

金额（大写）　百　十　元　角　分　收款员盖章

07 年 8 17 日

此据报销

已服药35剂，食纳大增，小便利，日量约2000ml，得效。

惟面晦，脉无冲和，防变。

方：白术 90g　干姜 90g　紫油桂 15g（后下）　生晒参捣 30g　五灵脂 30g　生芪 500g　制附片 100g　桂枝 45g　猪苓 30g　泽泻 30g　茯苓 45g　木香 10g（后 5 分下）　砂仁米 10g（姜汁炒）　鸡矢藤 60g　车前子 10g（包）　生姜 120g　加水 3000ml，文火煮取 300ml，日分 3 次服，10 剂。

2007 年 9 月 29 日，三诊：

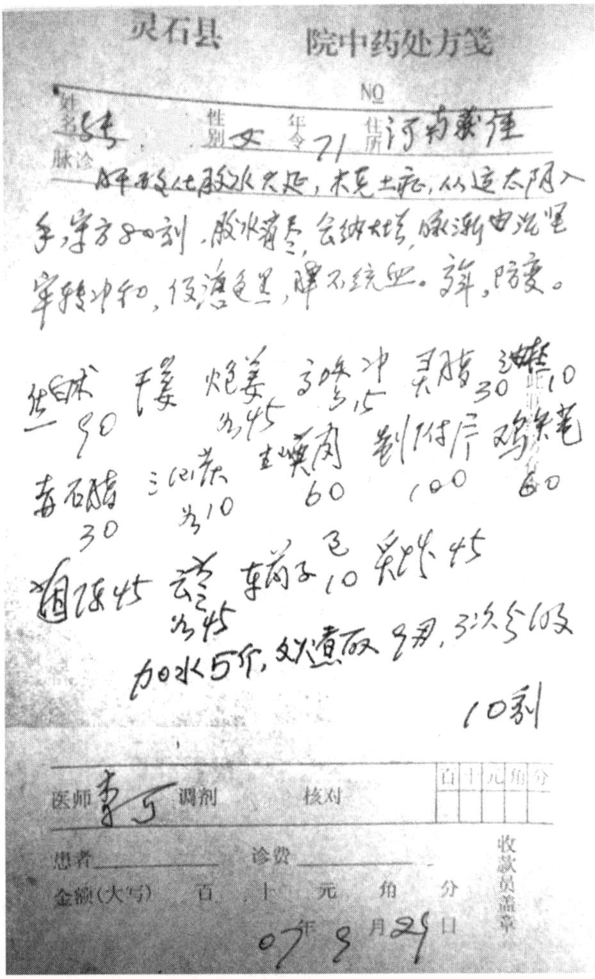
灵石县　　院中药处方笺

NO

姓名　　性别 女　年令 71　住所

脉诊

肝硬化腹水久延，木克土证，从运太阴入手，守方80剂，腹水消尽，食纳大增，脉渐由沉坚牢转冲和，便溏色黑，脾不统血。高年，防变。

10剂

医师　　调剂　　核对

百 十 元 角 分

患者　　诊费

金额（大写）　百　十　元　角　分

07 年 9 月 29 日

收款员盖章

肝硬化腹水久延，木克土证；从运太阴入手，守方 80 剂，腹水消尽，食纳大增，脉渐由沉坚牢转冲和，便溏色黑，脾不统血。

高年，防变。

方：焦白术90g　干姜45g　炮姜45g　高丽参15g（冲）　五灵脂30g　油桂10g　赤石脂30g　三仙炭各10g　生山萸肉60g　制附片100g　鸡矢藤60g　茵陈45g　云苓45g　车前子10g（包）　炙草45g，加水2500ml，文火煮取450ml，日分3次服，10剂。

2008年1月6日，四诊：

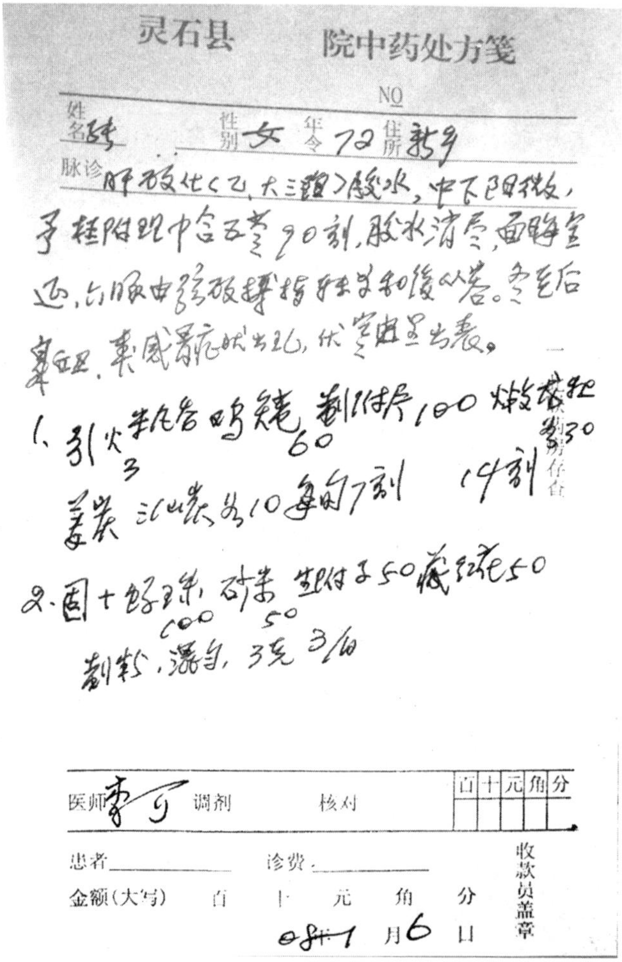

肝硬化腹水（乙肝“大三阳”），中下阳微，予桂阳理中合五苓90剂，腹水消尽，面晦全退，六脉由弦硬搏指转为和缓从容。

冬至后鼻衄类感冒症状出现，伏寒由里出表。

方1：引火汤3g（米丸吞）　鸡矢藤60g　制附片100g　煅龙牡

（各）30g　姜炭 10g　三仙炭（各）10g，每旬 7 剂，14 剂。

方 2：培元固本散加鳔珠 100g、砂仁米 50g、生附子 50g、藏红花 50g，制粉混匀，3g/次，日 3 次。

2008 年 3 月 1 日，五诊：

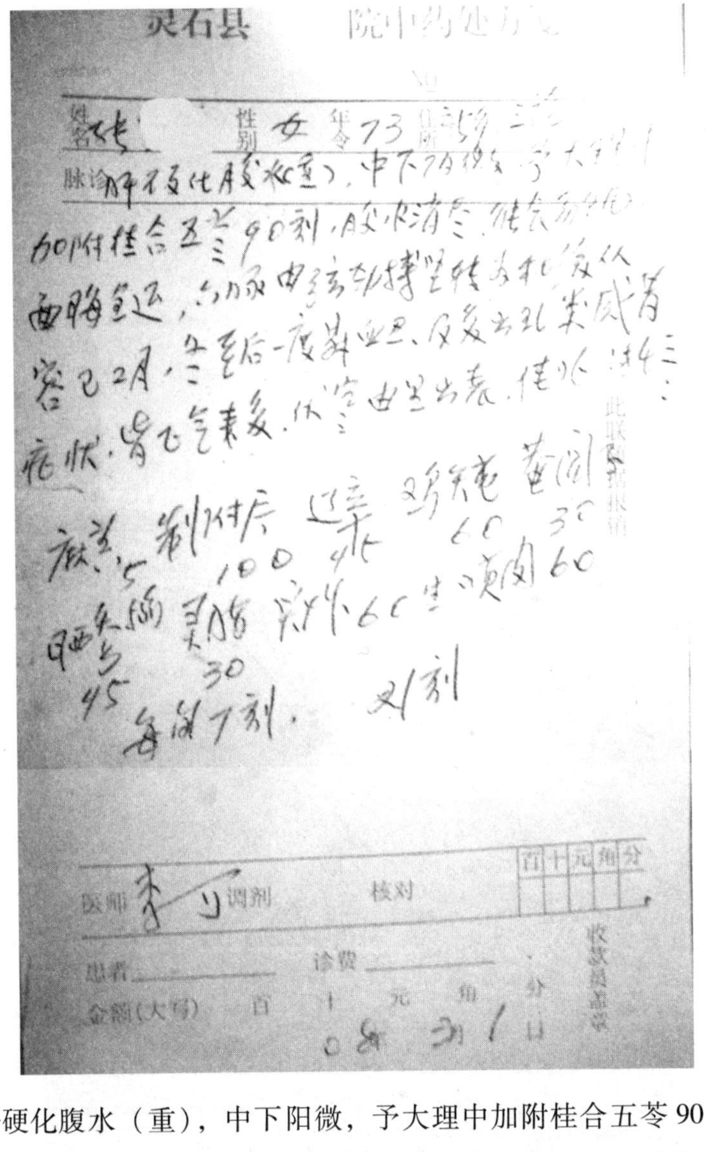

肝硬化腹水（重），中下阳微，予大理中加附桂合五苓 90 剂，腹水消尽，能食易饥，面晦全退，六脉由弦劲搏坚转为和缓从容已两月，冬至后一度鼻衄，反复出现类感冒症状，皆正气来复，伏寒由里出表佳

兆，托之：

方：麻黄 5g　制附片 100g　辽细辛 45g　鸡矢藤 60g　菴闾子 30g　生晒参 45g（捣）　五灵脂 30g　炙草 60g　生山萸肉 60g，每旬 7 剂，煮法如前。

2008 年 4 月 13 日，六诊：

前 2008 年 3 月 1 日方加茵陈 45g、桂枝 45g、白术 45g、茯苓 45g、猪苓 30g、泽泻 45g、油桂 10g（后 5 分下）。

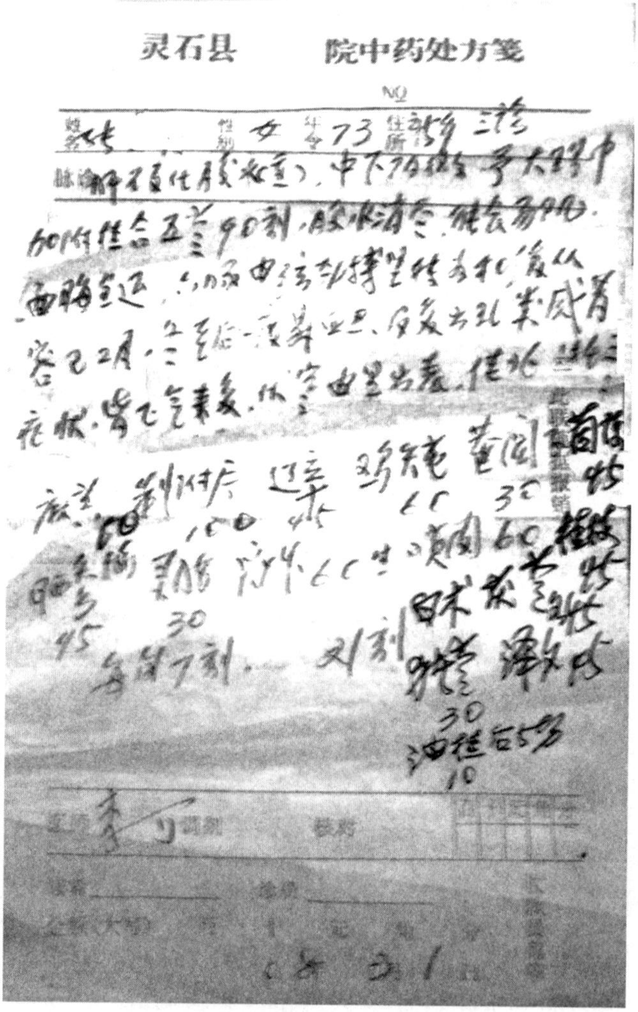

张涵记录并整理

痹症

田某某，女，46 岁，张嵩人。

风寒湿痹 11 年，痛甚，心悸神摇。

脉大舌淡，救心为要。

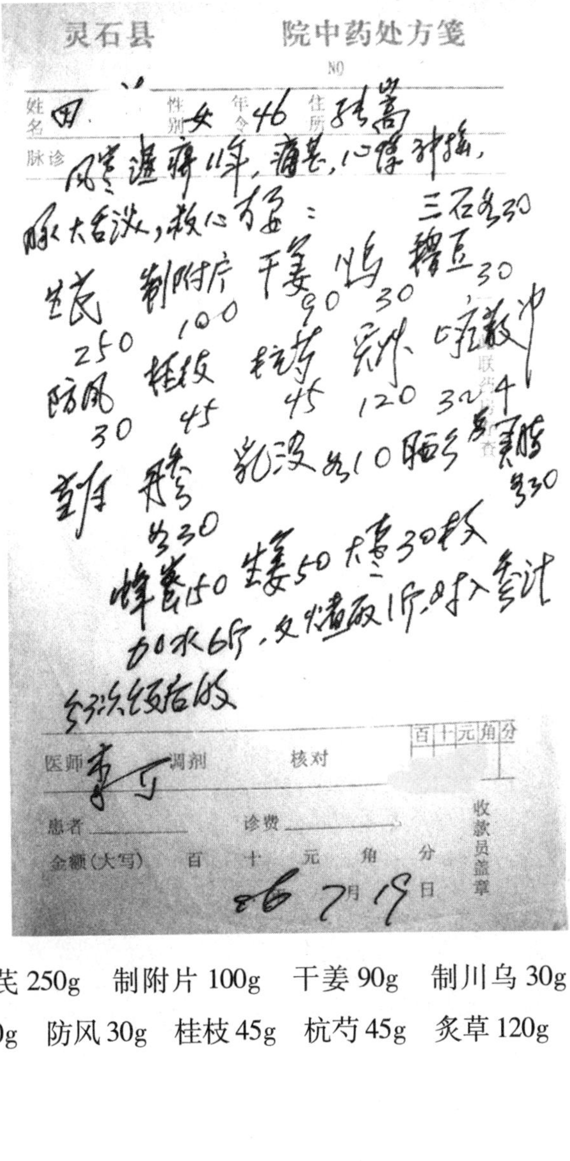

方： 生芪 250g　制附片 100g　干姜 90g　制川乌 30g　三石（各）30g　穞豆 30g　防风 30g　桂枝 45g　杭芍 45g　炙草 120g　止痉散（冲）

3－4　当归、丹参（各）30g　乳、没（各）10g　生晒参（另）　五灵脂（各）30g　蜂蜜150g　生姜50g　大枣30枚　加水3000ml，文火煮取500ml，兑入参汁，日分3次饭后服，7剂。

2006年8月8日，二诊：共服药20剂，痛退十七；头面、下肢浮肿，生活已能自理。伏邪渐渐外透，佳兆。

方：生芪250g　制附片100g　干姜90g　制川乌30g　三石（各）30g　稆豆30g　防风30g　桂枝45g　杭芍45g　炙草120g　止痉散（冲）3－4　当归、丹参（各）30g　乳、没（各）10g　生晒参（另）、五灵脂（各）30g　辽细辛45g，加水3000ml，文火煮取500ml，兑入参汁，日分3次饭后服，3剂。

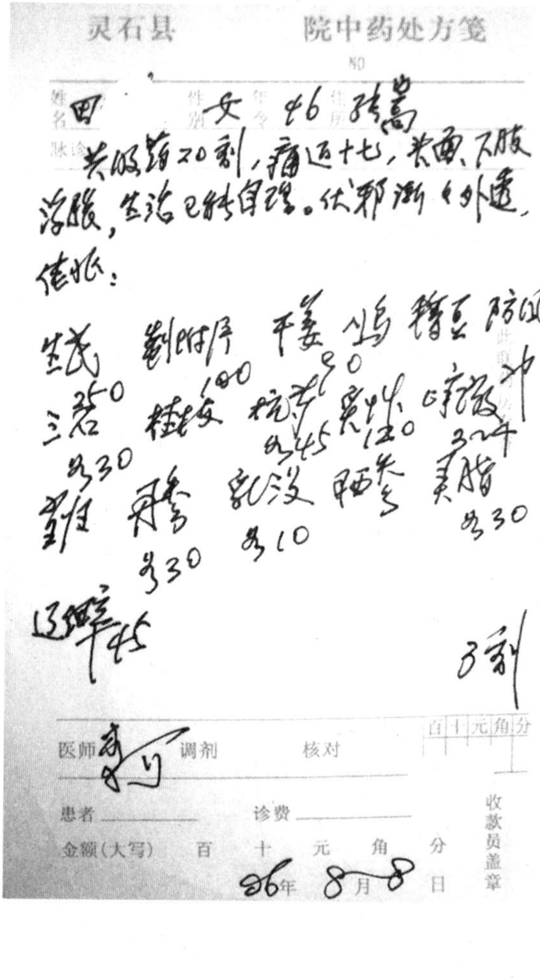
灵石县　　院中药处方笺

NO

姓名 田　性别 女　年令 46　住所

脉诊 共服药20剂，痛退十七，头面、下肢浮肿，生活已能自理。伏邪渐渐外透，佳兆。

生芪 250　制附片 100　干姜 90　川乌　稆豆　防风　三石 各30　桂枝　杭芍 各45　炙草 120　止痉散 冲 3-4　当归　丹参 各30　乳没 各10　晒参　灵脂 各30　辽细辛 45

3剂

医师 李可　调剂　核对

患者　诊费

金额（大写）　百　十　元　角　分

06年 8月 8日

收款员盖章

2006年9月2日，三诊：风寒湿痹11年，痛不移处，心悸怔忡；邪入少阴。脉大，舌胖、淡紫；生活不能自理。前投加味乌头汤26剂，痛减十八，伏邪外透；停药月余，出现反复，痛势转为窜痛；仍予扶正托透。

方： 生芪250g　制附片100g　干姜90g　制川乌30g　三石（各）30g　稽豆30g　防风30g　桂枝45g　杭芍45g　炙草120g　止痉散（冲）3－4　当归、丹参（各）30g　乳、没（各）10g　生晒参（另）五灵脂（各）30g　辽细辛45g　麻黄5g　蜂蜜150g　生姜50g　大枣30枚，加水3000ml，文火煮取500ml，兑入参汁，日分3次饭后服，6剂。

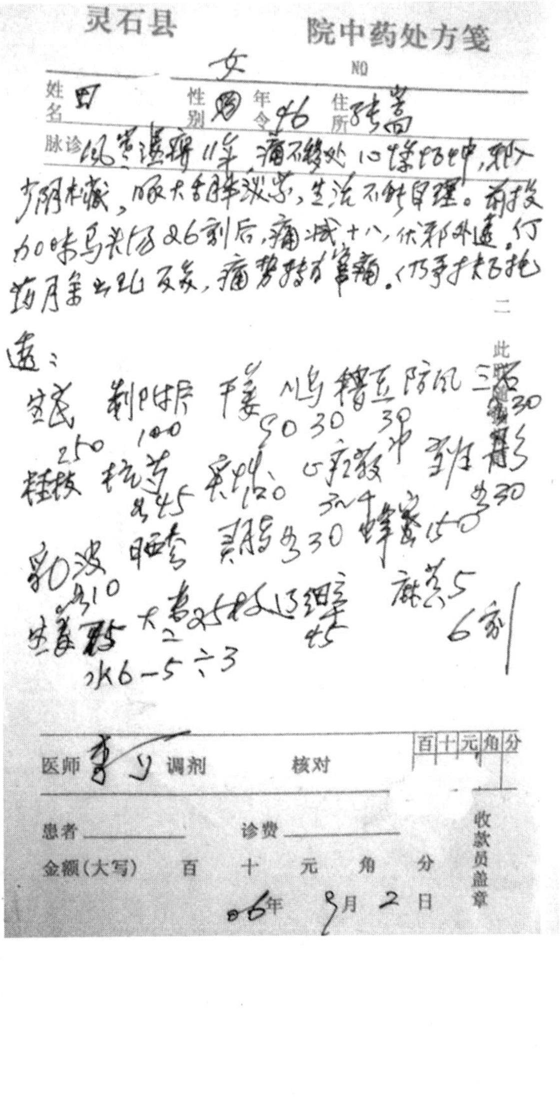
灵石县　　院中药处方笺
NO
姓名　性别 女　年令 46　住所
脉诊 风寒湿痹11年，痛不移处，心悸怔忡，邪入少阴……
收款员盖章
医师　调剂　核对
患者　诊费
金额（大写）百 十 元 角 分
06年 9月 2日

2007 年 4 月 19 日，四诊：

类风湿性关节炎，寒伏三阴，扶阳托透：

方：生芪 250g　制附片 100g　干姜 90g　制川乌 30g　穞豆 30g　防风 30g　桂枝 45g　杭芍 45g　炙草 120g　止痉散（冲）3－4　当归 50g　麻黄 10g　辽细辛 45g　粉葛根 90g，加水 3000ml，文火煮取 500ml，兑入参汁，日分 3 次饭后服，5 剂。

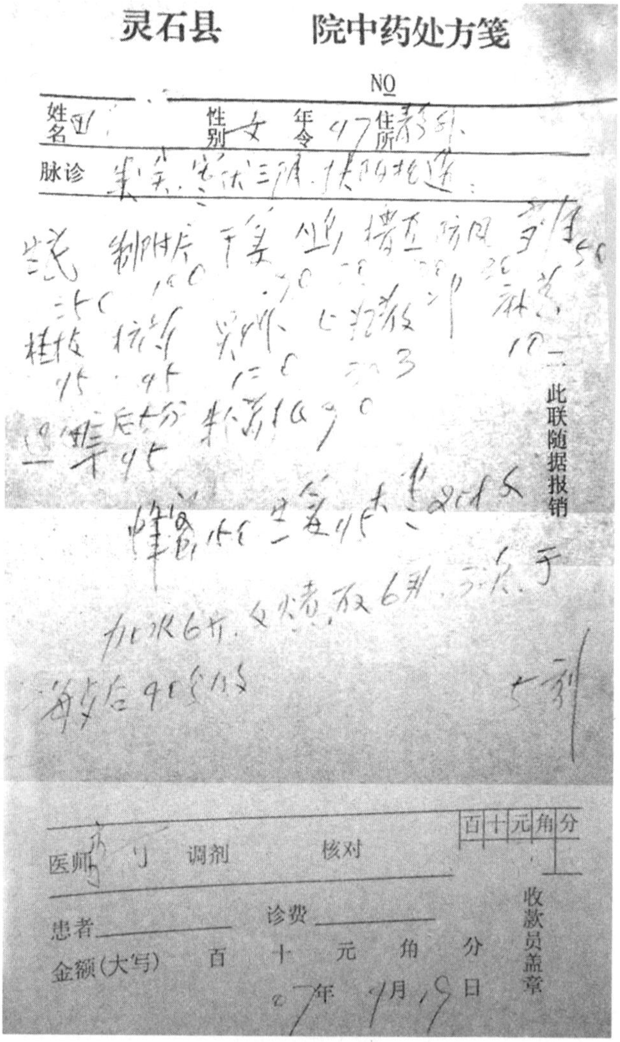
灵石县　　院中药处方笺

NO

姓名　　性别 女　年令 47　住所

脉诊 类风，寒伏三阴，扶阳托透

此联随据报销

5 剂

医师　　调剂　　核对

百 十 元 角 分

患者　　诊费

金额(大写)　百　十　元　角　分

07 年 4 月 19 日

收款员盖章

张涵记录并整理